Kim da Silva/Do-Ri Rydl

Energie durch Bewegung

Kinesiologische Übungen für die ganze Familie
nach Dr. Paul E. Dennison

Eine Anleitung mit speziellen Übungen,
um
– Lebensfreude zu haben
– müheloser zu lernen
– Streß zu vermeiden
– den Tag zu er-leben

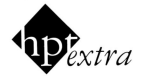

Danksagung

Mein Dank geht an Dr. Paul E. Dennison, den Begründer der Edu-Kinesthetik. Er lehrte mich die Zusammenhänge von Wirkung und Auswirkung körperlicher Übungen. Durch ihn wurde dieses Buch erst ermöglicht. Mein Dank gilt auch Gail Dennison. Durch sie erhielt ich immer wieder neue Erkenntnisse über die Übungen.

Ich danke auch George Goodheart, John F. Thie und Frank Mahony für ihre Leistungen. Denn die Arbeit dieser Männer waren für Paul Dennisons weitere Forschungen die Grundlage. Wolfgang Gillessen war der erste, der Paul nach Europa eingeladen hat und 1983 für ihn den ersten Kurs hier organisierte.

Do-Ri, meine treue Mitarbeiterin in Österreich, ist heute immer noch maßgeblich an der Verbreitung der Übungen beteiligt. Durch sie konnten weitere Erfahrungen gesammelt werden. Ich danke ihr an dieser Stelle für Ihre Geduld, Ausdauer und Kreativität, die sie beim Schreiben und Zusammenstellen dieses Buches wieder einmal bewiesen hat.

Inhaltsverzeichnis

Vorwort 14

1. Teil: Warum „Du" 16
Kinesiologie, die natürlichste Sache der Welt 17
Das Buch in Deinen Händen 19
Energetisch richtige Bewegung aktiviert unsere Lebenskraft . 21
Der Unterschied zwischen kinesiologischen Übungen und
Gymnastik 22
Nebenwirkungen und Unverträglichkeiten 22
Abneigung zu ganz bestimmten Übungen 23
Wo kannst Du die kinesiologischen Übungen einsetzen? 24
Der praktische Umgang mit dem Buch 26

Begriffserklärungen von A–Z: 28
Akademische Fähigkeiten 28
Atemreflex 28
Augenenergie 29
Beckenatmung 29
Becken/Hinterhaupt-Reflex 29
Edu-K-fünf-Minuten-Kurzturnen 30
Energiepuls 30
Fokussierung 30
Emotionen 31
Gehirn-Integration 31
Gruppenübungen 32
Hand-Augen-Koordination 32
Integriertes Lernen 33
Intuitive Fähigkeiten 34

Lernen	35
Ohrenenergie	35
Schädelatmung	36
Sehnen	36
Selbstheilungsreflex	38
Sport	38
Streß	39
Studium	40
Tagesablauf	41
Zentrierung	41
Auch das solltest Du wissen – ein Wort zur Ernährung	42
2. Teil: Die Übungen in der Praxis	44
Ein Bild sagt mehr als viele Worte	46
I. Energiebewegungen	51
1 Wasser	51
2 Erdknöpfe	54
3 Raumknöpfe	56
4 Gleichgewichtsknöpfe	58
5 Gehirnknöpfe	60
6 Denkmütze	62
7 Gähnen – Kiefergelenk entspannen	64
II. Innere Einstellung	67
8 Positive Punkte	67
9 Wayne Cook	71
III. Sich über die Mittellinie bewegen	74
10 Nackenrolle	74
11 Sich überkreuz bewegen – Jazzgymnastikstil	81

12 Spiegelbildliches Malen	83
13 Liegende Achten für das Schreiben	85
14 Liegende Achten für Buchstaben-Integration	88
15 Ohrenachten	90
16 Augenachten	92
17 Schaukel A	96
18 Schaukel B	98
19 Schaukel C	100
20 Bauchatmen A – im Liegen	102
21 Bauchatmen B – im Stehen	104
22 Sich überkreuz bewegen – Radfahrstil	106
23 Sich überkreuz aufrichten	108
24 Kobra	110
25 Cross Crawl mit Augenkreisen	113
26 Bahnung der Seitigkeiten – nach Paul Dennison	116
IV. Längungsbewegungen	124
27 Längen des Psoas A	124
28 Längen des Psoas B	127
29 Eule	130
30 Längen der Armmuskeln	133
31 Längen der Unterschenkelmuskeln	135
32 Längen der Waden	138
33 Längen der Beinmuskeln	140
3. Teil: Die Übungsfolgen – aus der Praxis für die Praxis	143
1 Zentrierung für einen guten Start in den Tag	145
2 Erhaltung der Zentrierung	146
3 Schüler sein und lernen können	147
4 Für klares Denken	148
5 Für streßfreies Lernen und Studieren	149

6 Für verständliches Buchstabieren, schnell und flüssig ... 150
7 Für schnelles Lesen und Verstehen 151
8 Lesen, begreifen und anwenden 152
9 Für ausdrucksvolles Vorlesen 153
10 Für flüssiges Schreiben 156
11 Für müheloses Rechnen 157
12 Für klaren Ausdruck und hinhören können 158
13 Für streßfreie Prüfung 159
14 Für Freude beim Sport 161
15 Fokussierung – die Fähigkeit, aufmerksam sein
zu können 162
16 Für produktives Arbeiten mit der Schreibmaschine und am
Computer 163
17 Für die Balance der persönlichen Ökologie 164
18 Für das Reisen mit Bus, Auto oder Flugzeug 166
19 Für flottes Aufstehen 168
20 Geduldig warten können 169
21 Klare Entscheidungen treffen 170
22 Spontanität – schnell und geistesgegenwärtig handeln ... 172
23 Entspannt zum Arzt gehen 173
24 Sich entspannen können und sinnvoller Freizeitbeschäftigung nachgehen 174
25 Gut organisiert sein 175
26 Konfrontationsfähig sein und Klärung herbeiführen 176
27 Den Körper für Essen und Verdauen vorbereiten 177
28 Wir bekommen Besuch, wir besuchen 178
29 Der richtige Umgang mit TV und Video 179
30 Gut schlafen 180

4. Teil: Übersicht der Übungen in den Übungsfolgen 182
Übersicht – „Was kann ich tun für ..." – Symptomliste 184

Wie stelle ich mir eine eigene Übungsfolge zusammen?	191
Der Umgang mit dem Übungsbogen	192
Die Übungen für meine persönliche Übungsfolge – Arbeitsblatt	194
Überleben – Leben – Erleben	196
EM-K – Eternal Movement – Kinesiologie zur Selbstheilung Wie kann ich Kinesiologie lernen?	198
Autoren	200
Literaturempfehlung	204

VORWORT

Das Buch ist in seiner Anwendungsform nahezu einmalig. Warum?

Weil Du Dich mit den beschriebenen Übungen für alles, was Du tun willst, „einschalten" (d. h. den Körper unterstützen) kannst. Sogar für das, was Du schon immer tun wolltest, aber aus bisher unerklärlichen Gründen bereits seit langer Zeit vor Dir herschiebst!

Die Erfahrungen mit kinesiologischen Übungen entstanden durch ihre jahrelange Anwendung. Sie sollen auch Dich motivieren, etwas für Dich selbst und Deine Gesundheit zu tun. Die Übungen sind sehr einfach und ohne Hilfsmittel auszuführen. Sie unterstützen alle Aktivitäten, die das Leben in 24 Stunden so mit sich bringt, wie zum Beispiel:

- morgens besser aufstehen können,
- klarer denken,
- streßfrei lernen und arbeiten,
- mit anderen in Harmonie leben,
- beim Sport unfallstabil sein,
- mehr Verständnis für sich selbst haben,
- die Gesundheit stabilisieren,
- das Lebens kreativ gestalten,
- die Selbstheilungskräfte des Körpers im Krankheitsfall einschalten,
- u.v.m. – woran Du heute vielleicht im Traum noch nicht daran denkst.

Das Buch zeigt Dir, *wie* Du Dich „einschalten" kannst, doch *üben mußt Du schon selbst!*

Hinweis: wenn wir regelmäßig üben, zeigt sich die Wirkung

schon nach kurzer Zeit. Die Übungen helfen jenen Menschen, die *nicht* daran glauben, genauso wie jenen, die von Anfang an davon überzeugt sind. Die Praxis zeigt, daß auch die Skeptiker durch konsequentes Üben eine Verbesserung in vielen Bereichen ihres Lebens erreichen. Durch ihr Üben – ohne an die Wirkung zu *glauben* – gaben sie sich jedoch die Chance, eine neue Erfahrung zu machen.

Die Übungen sind kein Allheilmittel. Sie sind auch keine neue Heils-Philosophie und auch keine Therapie. Sie dienen als Basis für einen harmonischen Tagesrhythmus und sind zur Unterstützung in schwierigen Situationen eine wertvolle Hilfe. Darüberhinaus können wir sie zur Selbsthilfe bei den kleinen Beschwerden einsetzen, die medizinisch noch nicht behandelt werden können. Sie dienen auch zur Unterstützung jeder Therapie und erweisen sich in vielen Fällen als sehr nützlich.

Das Buch wendet sich vornehmlich an Laien, die mit sich selbst arbeiten wollen. Die Anwendung der Übungen ermöglicht Dir, Dein Leben zu genießen. Sogenannte „Bewegungsmuffel" bekommen durch diese Übungen Spaß an der Bewegung. Viele Menschen in meiner Praxis konnten sich zu Beginn überhaupt nicht vorstellen, sich jemals in dieser Art und Weise zu bewegen. Heute können sie sich nicht mehr vorstellen, ohne diese Bewegungen zu leben.

Am Anfang müssen wir uns etwas daran gewöhnen, doch nach 2- bis 3mal Turnen sind die Übungen kein Problem mehr. Sie werden in kurzer Zeit ein Teil von uns selbst.

1. Teil

Warum „*Du*"

Mit diesem vertrauten „Du" wollen wir keine Kumpelhaftigkeit und falsche Vertrautheit aufkommen lassen. Vielmehr geht es darum, daß das *Buch zu Dir sprechen* soll. Wenn Du mit diesem Buch Freundschaft schließt, wirst Du erkennen, daß Bewegungen nicht nur normal sind, sondern daß Bewegungen auch die physiologische und energetische Hygiene sind. Diese Hygiene ist notwendig, um die funktionelle Energie in unserem Körper zu unterstützen.

Keine Autoritätsperson soll Dir etwas verordnen, niemand soll Dir Übungen (zur Strafe) aufzwingen.

Du hast das Buch gekauft, weil Dich Bewegung interessiert, weil Du Probleme in bestimmten Lebensbereichen hast und weil Du vielleicht auch schon weißt, daß Du kleine Unausgewogenheiten durch gezielte Übungen in die Balance bringen kannst.

Du erwartest Dir aus dem Buch Anworten auf Deine Fragen, somit spricht das Buch zu *Dir*. Die Antwort aus dem Buch wird ein Teil von Dir, wenn Du sie ins Leben umsetzt.

Betrachte daher dieses Buch als Deinen Ratgeber, Deinen Freund und Vertrauten.

Kinesiologie, die natürlichste Sache der Welt

Kinesiologie ist die Lehre von der Bewegung. Ohne Bewegung gäbe es kein Leben! Sie verbessert die Kommunikation mit uns selbst, weil wir durch die Bewegung alle physischen Funktionen immer wieder aktivieren. Halten wir den Körper in Bewegung, bleiben wir auch geistig flexibel. Lernen in allen Bereichen des Lebens wird zu einer Selbstverständlichkeit, wir können Hindernisse auf unserem Weg auch konfrontieren.

Die **Angewandte Kinesiologie** entstand durch Dr. George Goodheart Anfang der 60er Jahre in Amerika. Zu Beginn der 70er Jahre wurde die Kinesiologie von John F. Thie für den Laien aufbereitet. Diese Arbeit wurde unter dem Titel „Touch for Health" – **Gesund durch Berühren** bekannt. Daraus entstanden im Laufe der Zeit viele verschiedene Arten der Kinesiologie. Sie alle sind in meinem Buch *„Kinesiologie – das Wissen um die Bewegungsabläufe in unserem Körper"* (Knaur Verlag, Art. Nr. 76021) beschrieben.

Die **Edu-Kinesthetik** (Edu-K) ist jener Teil der Kinesiologie, wo wir unseren Körper *bewegen*. (Educational Kinesiology – die ausbildende Bewegung oder die Bewegungsausbildung)

Die Geschichte der Edu-Kinesthetik

Der Gedanke, daß man Tätigkeiten des täglichen Lebens mit Übungen unterstützt, wurde schon Ende der sechziger Jahre in Amerika geboren. Zwei Schulpsychologen Domann und Delacato fanden heraus, daß sich bei Überkreuzbewegungen (rechtes Bein und linken Arm, danach linkes Bein und rechten Arm zusammenbringen) die beiden Gehirnhälften zentrieren. Die akademischen Fertigkeiten und Fähigkeiten werden damit positiv beeinflußt.

So war die Idee der Überkreuzbewegung (Cross Crawl) geboren. Im Laufe der Zeit bemerkte man, daß manche Menschen sehr gut darauf reagierten, andere hingegen sich plötzlich nicht mehr konzentrieren konnten. Die genaue Ursache der Übung konte nicht erforscht werden, und so geriet Cross Crawl bald wieder in Vergessenheit.

Dr. Paul E. Dennison, der Begründer der Edu-K, griff diese Idee auf und entwickelte zusammen mit der modernen neurologischen Forschung ein neues Konzept, wie diese Übung richtig gemacht wird, so daß jedermann positiven Nutzen daraus ziehen kann.

Daraus entstand die Übung „Bahnung der Seitigkeiten" (Repatterning) nach Dr. Dennison.

Immer mehr Übungen, die das Lernen auf allen Ebenen fördern, entstanden durch Dennisons Arbeit. Diese Bewegungen werden in diesem Buch klar und ausführlich beschrieben.

Du als Leser weißt somit ganz genau, warum Du welche Übung wann und wie oft machen sollst. Du erhältst damit die Gelegenheit, Deinen Körper in seinem Selbstheilungsreflex *selbst* zu unterstützen. Doch hier will ich eine Warnung aussprechen:

Das Lesen und Wissen um diese Übungen nützt nichts, wenn Du sie nicht machst!

Das Buch in Deinen Händen

Du hast hiermit ein Buch erworben, das in seiner Anwendungsweise nahezu einmalig ist. Warum?

Weil Du Dich mit den beschriebenen Übungen für alles, was Du tun willst, „einschalten" (d. h. den Körper unterstützen) kannst. Sogar für das, was Du schon immer tun wolltest, aber aus bisher unerklärlichen oder logischen Gründen bereits lange Zeit vor Dir herschiebst!

Die Geschichte des Buches

Das Buch entstand in erster Linie aus jenen praktischen Erfahrungen, die *ich* mit den kinesiologischen Übungen gemacht habe.

Mein Gesundheitszustand verschlechterte sich ab meinem zwanzigsten Lebensjahr derart, daß ich ohne Übungen keine Lebensqualität mehr zu erwarten hatte. Damals gab es jedoch keine Bewegungslehrer und es gab keine Kinesiologie. Aber es gab Yoga-Lehrer! Sie zeigten mir Übungen, die mich schon beim Hinsehen streßten. Gleichzeitig wußte ich genau, daß ich keine dieser Übungen irgendwie nachmachen konnte.

Trotzdem bemühte ich mich immer wieder, gezielte Übungen zu turnen. Es ging mir damit auch viel besser. Aber ich wußte nie genau, warum und wozu ich Übungen mache. Die spezifische Wirkung der einzelnen Übungen blieb mir verborgen.

1978 kam ich zum ersten Mal mit Kinesiologie in Berührung. Dann lernte ich Dr. Paul Dennison 1983 in Berlin kennen. Er lehrte mich jene Übungen, die in diesem Buch beschrieben sind. Zum ersten Mal in meinem Leben war ich mit Übungen voll zufrieden! Ich wußte plötzlich, *warum* ich sie machen mußte!

Irgendwann entwickelte sich das Bedürfnis, meine praktischen Erfahrungen mitzuteilen, um auch anderen Menschen zu helfen, ihr Leben besser und streßfreier zu gestalten. Ich begann, diese Übungen in Kursen zu lehren. Oft wurde ich gefragt, wo man das alles nachlesen kann, was ich so erzähle. Aus diesem Grund begann ich 1985, dieses Buch zu schreiben. Damals beschrieb ich die einzelnen Übungen schon so, daß jeder Kursteilnehmer auch zu Hause noch wußte, was er tun muß. Ane, eine Freundin, malte Bilder dazu. Diese Blätter wurden immer wieder im Text verbessert, und Ane glich unermüdlich die Zeichnungen dem Text an. Die erste Auflage des Buches ist bereits die fünfte Verbesserung des Manuskripts, auch wurden die meisten Zeichnungen gegen Fotos ausgetauscht.

Zum Inhalt des Buches

Die Übungen in diesem Buch sind „Aufwärmübungen für unser gesamtes Leben". Egal, *was* wir in unserem Leben machen – diese Übungen kommen *zuerst*. Dann geht alles andere viel einfacher und besser. Dies ist nicht nur eine Überzeugung, sondern gelebte Wirklichkeit, die uns von vielen Menschen immer wieder bestätigt wird.

Im Sport ist z. B. ebenfalls bekannt, daß wir uns aufwärmen müssen, da es sonst leicht zu Verletzungen kommt. Also warum soll dies im täglichen Leben anders sein?

„Die Aufwärmübungen für unsere täglichen Aktivitäten" sind einfach zu machen. Der Schwerpunkt des Buches liegt darin, Menschen in ihrem Tagesablauf zu unterstützen. Dies beginnt

bereits am Morgen mit leichterem Aufstehen. Den Arbeitstag in Schule, Betrieb, Büro oder beim Studium können wir besser bewältigen. Wir nehmen unsere Umgebung klarer wahr und werden somit auch wacher Beobachter zu uns selbst. Wenn wir abends nach Hause kommen, sind wir nicht vom Arbeitstag erschlagen, sondern wir können einer *sinnvollen* Freizeitgestaltung nachgehen.

Energetisch richtige Bewegung aktiviert unsere Lebenskraft

Einteilung:
1. Grobmotorische Bewegung – z. B. gehen, Sport betreiben,
2. Feinmotorische Bewegung – z. B. schreiben,
3. Feinstmotorische Bewegung – z. B. denken, Konzentration, Emotionen und Gefühle haben.

Mit Übungen können wir die Bewegungabläufe in unserem Körper in die Balance bringen. Das heißt, wenn wir z. B. gehen wollen, müssen die Muskeln in ihrem Zusammenspiel funktionieren: beim Schritt mit dem rechten Bein nach vorne sollten die Muskeln dieser Seite eingeschaltet sein, jene auf der linken Seite hingegen müssen abgeschaltet sein. Beim Schritt mit dem linken Bein nach vorne sollen sich die Muskeln der linken Seite wieder einschalten und jene rechts wieder abschalten.

In unserem Körper gibt es ständig Bewegungabläufe, bei denen die Muskeln abwechselnd ein- und abgeschaltet sein müssen. Ohne diesen Schaltvorgang ist ein gut funktionierender Bewegungablauf nicht möglich. Die Balance des Körpers wird von diesen ein- und abschaltenden Bewegungsabläufen dirigiert.

Wenn sie stagnieren – zuerst im nervlichen, dann erst im Sehnen- und Muskelbereich, entstehen im Köper Imbalancen. Die Fähigkeit zum klaren Denken und zur Konzentration läßt schneller nach. Damit sind wir streßanfällig und wir „funktionieren" nicht mehr so gut wie früher. Die Erklärung „Schließlich wird man ja älter", tröstet uns darüber hinweg, und die wenigsten von uns wissen, daß aus diesen kleinen Imbalancen 10 bis 25 Jahre später Krankheiten entstehen.

Der Unterschied zwischen kinesiologischen Übungen und Gymnastik

Die Übungen sind keine Gymnastik und auch kein Yoga. Sie sind kinesiologische Übungen, die unsere inneren und äußeren Bewegungen in die Balance bringen.

Sie unterstützen den autonomen Bewegungssinn, auch *Selbstheilungsreflex* genannt. So funktioniert der physiologische Ablauf der Organe untereinander wesentlich besser, der Körper dankt es uns mit hoher Lebenskraft.

Nebenwirkungen und Unverträglichkeiten

Dieses Thema finden wir immer auf Gebrauchsanweisungen für Medikamente. In unserem Fall ist es folgendermaßen zu betrachten: Wenn wir Übungen machen, schaffen wir im Körper eine Energie, die wie ein Medikament wirken kann. Aber Nebenwirkungen und Unverträglichkeiten können nicht entstehen, denn in uns wird die *eigene* Energie aktiviert. Somit fällt es dem Körper leicht, diese Energie zu verdauen.

Es kann passieren, daß wir beim Halten oder Reiben der Knöpfe plötzlich sehr müde werden. Das bedeutet, daß wir die richtige Übung gefunden haben! Wir stimulieren damit bestimmte Energien im Körper, die seit langem (!) schon Unterfunktion haben. Die gesamte Energie des Körpers zieht sich bei Stimulierung durch die Übung auf dieses System zurück. Aus diesem Grunde können wir von einer Minute zur anderen sehr müde werden. Nun ist es wichtig, daß wir mit dieser Übung nicht aufhören, sondern konsequent weitermachen! Das leere System kann sich dadurch füllen, und nach einigen Tagen ist diese kurzfristig dauernde Müdigkeit verschwunden.

Das Müdigkeitsphänomen kann auch bei den motorischen Übungen auftreten.

Abneigung zu ganz bestimmten Übungen

Wir üben nicht bioenergetisch oder psychologisch nach dem Motto – „Je größer die Abneigung gegen eine Übung ist, desto mehr muß sie mir nützen!" Trotzdem kann es sein, daß gerade *diese* Übung uns tatsächlich nützen kann. Wir sollten auf jeden Fall auf den kleinen Mann im Ohr aufpassen, der uns immer zuflüstert: „Ach, was soll das ganze Herumgehopse, was soll das Üben? Das brauchst *du* doch nicht!" Wir haben für dieses Männlein den Namen „Hugo" gewählt.

Ich kann nur empfehlen, unsere Hugos kennenzulernen! Denn es gibt immer wieder viele gute Gründe und logische Erklärungen, warum wir *gerade jetzt nicht üben* können. Aber wenn wir die Erscheinungsform des Hugo kennen, macht es richtig Spaß, ihn „wegzuüben".

Wenn wir eine Abneigung oder Aggression gegen die eine oder

andere Übung spüren, so ist dies ein Zeichen dafür, daß wir uns energetisch „aus der Mitte" entfernt haben.

Wir sollen jedoch nicht unserem Hugo nachgeben, sondern vielmehr erkennen, daß wir auf dem richtigen Weg zu unserer Balance sind.

Das Symptom der Abneigung sollte vielmehr ein Ansporn sein, gerade *diese* Übungen weiterzumachen. Bitte nicht verbissen und krampfhaft, sondern spielerisch und liebevoll mit uns selbst umgehen – aber trotzdem konsequent. So kommen wir stets vorwärts!

Wo kannst Du
die kinesiologischen Übungen einsetzen?

1. Im Beruf:

Der tägliche Arbeitsablauf im Beruf bringt immer wieder Situationen, die mehr oder weniger mit Streß verbunden sind: der Umgang mit Kollegen, der Arbeitsvorgang selber, das Sprechen mit Vorgesetzten und Untergebenen, neue Arbeiten, sich blitzschnell auf eine völlig neue Lage einstellen müssen etc.

2. In der Schule und beim Studium:

Schulstreß kann mit den Übungen balanciert werden, es kann sich sogar *Lust zum Lernen* einstellen! Wenn wir dem Schulzwang und der Schulpflicht entkommen sind und ein Studium aufnehmen, können viele von uns mit dieser neuen Freiheit nur schlecht umgehen.

Die Problematik beim Studium ist ja, daß ein Stundenplan zwar existiert, der Student muß jedoch selbst seinen Tag einteilen. Die Übungen helfen auch hier, auf den Punkt zu kommen und besser organisiert zu sein.

3. Beim Sport:
Sportler können mit Freude ihre Aktivität genießen und dabei unfallstabil sein. Bei Wettkämpfen helfen die Übungen z. B. gegen das Lampenfieber. Denn das beste Training nützt nicht viel, wenn wir durch die Aufregung unser Energiepotential blockieren.

4. In der Freizeit:
Menschen, die ihre Freizeit genießen und kreativ gestalten wollen, finden mit den Übungen eine stabile Basis für ihre Tätigkeiten.

Von A – Z, also vom Anfangen über das Denken bis hin zum Zähneputzen unterstützen die kinesiologischen Übungen alle Arten von Bewegung. Generell wird der gesamte Ausdruck in unserem Leben verbessert.

5. Im Alter:
Die Durchführung der Übungen ist an kein Alter gebunden. Selbst in späten Jahren geturnt, zeigen sie ihre positive Wirkung. Wenn Menschen den Körper bewegen, werden sie auch im Geist wieder beweglicher. Vergeßlichkeit, Schlafprobleme und andere sogenannte „altersbedingte Erscheinungen" zählen oft schon nach kurzer Zeit des Übens zur Vergangenheit.

Der praktische Umgang mit dem Buch

Ich empfehle Dir, das Buch erst einmal *ganz durchzulesen*, um zu sehen, was es Dir bietet. Dann ist es günstig, die Übungen in der Praxis einzeln kennenzulernen. Du suchst Dir eine oder mehrere Übungen heraus, von denen Du Dich angesprochen fühlst. Du turnst sie in der angegebenen Anzahl oder Zeit und achtest darauf, daß Du sie auch möglichst genau nach Anleitung durchführst.

Kennst Du die Übungen schon ein bißchen, wendest Du Dich den Übungsfolgen im zweiten Teil des Buches zu.

Die Übungsfolgen bieten eine gute Möglichkeit, persönliche Stressoren zu balancieren. Wenn Du z. B. mit dem Aufstehen am Morgen Probleme hast, wählst Du einfach das Übungsprogramm für „Flottes Aufstehen".

Egal, ob Du Übungen einzeln oder eine Übungsfolge turnst – wichtig ist die *Regelmäßigkeit*. Du solltest 2mal täglich einen Zeitraum haben, Deine Übungen konsequent durchzuführen. Daher ist es besser, die Übungen anfangs so zu wählen, daß Du sie auch in Deinem Zeitrahmen unterbringst. Sich 2mal täglich 10 Minuten energetisch richtig bewegen, ist wesentlich effektiver als 1mal pro Woche 2 Stunden.

Also klein beginnen, aber regelmäßig. Daraus entsteht eine Selbstverständlichkeit, für die Du eines Tages auch gerne und freiwillig mehr Zeit aufbringen wirst.

Die Edu-K-Übungen werden in Amerika als *HOMEPLAY* bezeichnet. Bei uns heißt „Heimspiel" soviel wie „Ich *kann* spielen, ich *muß* nicht spielen".

Vielen Menschen fehlt die Selbstdisziplin! Sie üben nur, solange es ihnen schlecht geht. Kaum verspüren sie erste Anzeichen der Besserung, wird das tägliche Programm nicht mehr konsequent fortgesetzt. Daher ist mein Vorschlag, daß wir die Übungen *HOMEACTIVITIES* (die Aktivitäten, die wir zu Hause machen) nennen.

Um Selbstdisziplin, Konsequenz und Ausdauer zu lernen, müssen wir (die Menschen im deutschsprachigen Raum) nämlich genau wissen, warum, wann, wie oft und in welcher Reihenfolge wir die Übungen machen sollen. Ich sah es daher als meine Aufgabe, diese fehlenden Informationen durch eigene Erfahrungen herauszufinden. Die jahrelange, regelmäßige Anwendung der Übungen und die vielen Rückmeldungen jener Menschen, mit denen wir gearbeitet haben, lassen heute genaue Aussagen über die genaue Wirkung, Anzahl und Reihenfolge zu. So entstanden Übungsprogramme, die jeder täglich ohne großen Aufwand einfach machen kann. Aus diesem Grund findest Du in diesem Buch bei allen Edu-K-Übungen bereits genaue Angaben zu Wiederholungen und Zeit.

Hinweis: Turnstunden mit kinesiologischen Übungen werden an manchen Stellen angeboten. Auf Anfrage senden wir Dir gerne eine Adresse in Deiner Nähe. Das Edu-K-Turnen hilft Dir, die Übungen von einem Fachmann kontrollieren zu lassen. Außerdem unterstützt es Deine Motiviation, auch zu Hause täglich ein kleines Programm zu üben.

Begriffserklärungen von A – Z

Bei der Beschreibung der Übungen kommen Fachausdrücke der Kinesiologie vor, die für den Laien einer Erläuterung bedürfen. Dieser Notwendigkeit will ich Rechnung tragen und an dieser Stelle – vor den Übungen – die Begriffe erklären. Sollte bei den Übungen ein Terminus nicht klar sein, bitte ich Dich, hier nachzulesen.

Akademische Fähigkeiten

Damit sind Lesen, Rechnen, Schreiben und Vorlesen gemeint. Die akademischen Fähigkeiten beschäftigen vor allen Dingen die linke Gehirnhälfte. Trotzdem muß die rechte Gehirnhälfte dabei mitmachen, damit die Einzelteile ein ganzes Bild ergeben.

Beispiel: beim Vorlesen gibt es oftmals das Problem, daß Menschen, die zwar mit Ausdruck vorgelesen haben, trotzdem nicht wissen, *was* sie gelesen haben, oder den Sinn nicht begreifen konnten.

Atemreflex

Unsere wichtigste Ernährungsform ist die Atmung. Der Körper atmet autonom, also auch nachts, wenn wir keine bewußte Kontrolle darüber haben. An der Atmungsbewegung sind verschiedene Muskeln und Organe beteiligt. Um richtig zu atmen, müssen sie synchronisiert sein. Das heißt, nicht nur die Funktion jedes einzelnen Bereiches muß gegeben sein, sondern auch das Zusammenspiel aller Bereiche.

Sind die an der Atmung beteiligten Energiesysteme nicht synchronisiert, schwächt das Ein- und Ausatmen den Körper. Der Sauerstoff kann im Körper nicht richtig „verdaut" werden. Ist der

Atemreflex nicht in der Balance, geht uns schnell die Luft aus, wenn wir uns etwas mehr als gewöhnlich bewegen (z. B. beim Treppensteigen). Diese Kurzatmigkeit hat nichts mit fehlender Kondition zu tun, denn Sportler kennen dieses Phänomen ebenfalls. Menschen mit blockiertem Atemreflex halten bei jeder Anstrengung die Luft an. Das „stärkt" uns nur scheinbar, denn wie lange können wir mit angehaltenem Atem leben?

Wenn wir mit Übungen den Atemreflex balancieren, stärkt uns das Ein- und Ausatmen ebenfalls. (Siehe auch Schädelatmung und Beckenatmung.)

Augenenergie

Wenn uns beim Lesen die Schrift vor den Augen verschwimmt, die Augen brennen oder wir müde werden, sind diese Symptome oft auf eine schwache Energie der Augen zurückzuführen. Die Übungen helfen uns, die Energiebahnen zu aktivieren und somit die Funktion der Augen zu unterstützen.

Lange Zeit bevor sich eine Fehlsichtigkeit einstellt, ist die Augenenergie schon nicht mehr in der Balance. Schulter- und Nackenprobleme, aber auch unerklärliche Schmerzen in der Wirbelsäule sind oftmals ein Anzeichen dafür.

Beckenatmung

Ähnlich wie bei der Schädelatmung beschrieben, funktionieren die Beckenknochen zueinander. Sie unterliegen ebenfalls einer Mikrobewegung, die durch das Ein- und Ausatmen aufrechterhalten wird. Die Bewegung der Beckenknochen soll synchron mit der Bewegung der Schädelknochen verlaufen.

Becken-Hinterhaupt-Reflex

Der Fluß der Rückenmarksflüssigkeit wird durch Pumpsysteme, die sich im Becken- und Hinterhauptbereich befinden, stimuliert. Durch Ausfall eines Pumpsystems verlangsamt sich der Fluß der Rückenmarksflüssigkeit. Konzentrations- und Lernschwäche sind die Folge. Probleme mit der Merkfähigkeit resultieren daraus.

Der Becken/Hinterhaupt-Reflex steht in engem Zusammenhang mit der Schädel- und Beckenatmung.

Edu-K-fünf-Minuten-Kurzturnen

Unter diesem Titel halten wir sehr praxisbezogene Vorträge an Schulen für Lehrer und führen auch Klassenbalancen durch. Nähere Informationen dazu erhältst Du auf Anfrage.

Energiepuls

Wenn wir bei den Energiebewegungen die „Knöpfe" halten, spüren wir vielleicht ein Pulsieren. Es ist jedoch nicht der Puls, der durch das Herz und den Blutkreislauf hervorgerufen wird, sondern es ist ein allgemeines Pulsieren des Körpers. Dieses nennen wir „Energiepuls".

Fokussierung

In der Kinesiologie kennen wir den Begriff der Über- und Unterfokussierung. Generell ist damit gemeint, daß wir die Konzentration auf einen Punkt halten und trotzdem noch die Umgebung wahrnehmen können.

Obwohl wir uns auf eine Sache voll konzentrieren, sollen wir das Umfeld nicht aus unserer Aufmerksamkeit verlieren. Wenn die Fokussierung z. B. bei Kindern, die ihre Hausaufgabe schreiben sollen, fehlt, können sie sich nicht auf ihre Arbeit konzentrieren. Sie lassen sich sehr leicht von allem und jedem ablenken.

Emotionen

Wir sollen Emotionen haben, aber die Emotionen sollen *uns* nicht haben! Wir dürfen nicht in unseren Emotionen gefangen sein, sondern sie sollen uns im Leben und beim Lernen weiterbringen. Sie sollen uns fördern, balancieren und zentrieren. Das heißt aber, daß wir für unsere Emotionen auch konfrontationsfähig sind.

Beispiel: wenn wir uns Mitmenschen ansehen, müssen wir bei manchen mit allem rechnen. Wir wissen nie, wie sie gerade „drauf sind". Eben war alles noch so toll, in der nächsten Minute ist es nicht mehr toll. Ein Telefonat oder ein Gespräch z. B. mit dem Vorgesetzten können die Emotionen plötzlich ganz anders werden lassen. Die vorhin so gute Laune ist plötzlich wie weggeblasen.

Wenn wir mit Arbeitskollegen zu tun haben, die emotionalen Schwankungen unterliegen, ist es für uns oft auch nicht einfach. Schließlich wissen wir nicht, wie wir mit diesen Menschen umgehen sollen. Ständig müssen wir mit allem rechnen. Solche Leute sind nicht unbedingt die beliebtesten Kollegen. Wie sieht es denn mit den eigenen Emotionen aus?

Gehirn-Integration

In den sechziger Jahren fanden zwei Schulpsychologen, Doman und Delacato, heraus, daß sich bei Überkreuzbewegungen die beiden Gehirnhälften balancieren. Zum einen ist die Integration der beiden Gehirnhälften für das Lernen (= Leben) wichtig, zum anderen brauchen wir sie, um die Gesundheit zu stabilisieren.

Jede Krankheit hat eine zerebrale Dominanz. Das heißt, Krankheit ist in der rechten oder linken Gehirnhälfte gespeichert. Aber nie in beiden gleichzeitig. Wenn der Körper Gesundheit lebt, sind

beide Gehirnhäften daran beteiligt (siehe auch *integriertes Lernen*).
Die Desintegration der Gehirnhälften bringt immer energetische Imbalancen mit sich. Der Bewegungsablauf in unserem Körper ist nicht mehr synchronisiert. Somit ist bereits die erste Stufe für eine viel später ausbrechende Krankheit gelegt.

Gruppenübungen
Gruppenübungen fördern den Gemeinschaftsgeist und haben harmonisierende Wirkung auf die Kameradschaft (siehe Sport). Ich weise bei den einzelnen Übungen darauf hin, die sich besonders als Gruppenübung eignen.
In manchen Klassen wird bereits das „Edu-K-fünf-Minuten Kurzturnen" praktiziert. Besonders vor Klassenarbeiten, aber auch zu späteren Unterrichtsstunden, wo normalerweise die Konzentration sehr nachläßt, werden diese Übungen immer wieder erfolgreich eingesetzt.
Eine Gruppenübung zu Beginn eines Vortrages durchgeführt, garantiert uns ein aufmerksameres Publikum. Selbst zu später Stunde können wir die Teilnehmer wach und interessiert beim Thema halten.

Hand/Augen-Koordination
Ein ganz wichtiges Beispiel für die Hand/Augen-Koordination ist die Funktion der Feinmotorik beim Schreiben. Bei Schülern ist manchmal zu beobachten, daß sie mit den Augen ihre Schreibbewegung ganz genau verfolgen. Dies erfordert eine derartige Konzentration, daß die körperliche Anspannung im Gesicht regelrecht zu sehen ist. Die Zunge spielt an den Lippen, der Kiefer wird verschoben, oder Grimassen werden geschnitten.
Wenn die Hand/Augen-Koordination eingeschaltet ist, können

wir schnell und flüssig abschreiben. Die Hand funktioniert autonom und ist nicht von der Führung durch die Augen abhängig.

Integriertes Lernen

Unsere beiden Gehirnhälften haben unterschiedliche Qualitäten. Die linke Hirnhälfte, die analytische, kann sich Einzelheiten gut merken. Die rechte Gehirnhälfte, die intuitive, merkt sich Dinge im Ganzen.

Wenn wir lernen, nehmen wir die Information mit der linken Gehirnhälfte auf und verarbeiten sie mit der rechten Gehirnhälfte. Das heißt, wir können die Einzelheiten zusammensetzen und sie als Ganzes wiedergeben.

Beispiel: beim Lesen nimmt das Auge Buchstaben auf, die im Gehirn zu Worten zusammengesetzt werden. Worte ergeben Sätze und Sätze eine Geschichte, einen Sinn. Wenn wir nicht integriert lernen, sondern z. B. nur mit der analytischen Gehirnhälfte, wissen wir viele Details. Doch sind wir nicht in der Lage, daraus ein Ganzes zu bilden. Oftmals ergeben Dinge erst ein Bild, wenn man die Einzelheiten zusammensetzt – ähnlich wie bei einem Puzzle.

Wenn wir nur mit der intuitiven Gehirnhälfte lernen, können wir Dinge zwar als Ganzes begreifen. Uns fehlt jedoch der Sinn für das Detail. Daraus resultieren auch die Probleme mit der Rechtschreibung und bei der Mathematik.

Wenn wir lesen oder schreiben, beginnen wir auf der linken Seite des Papiers und bewegen uns über die Mittellinie hin zur rechten Seite.

In der Legasthenieforschung ist bekannt, daß wir beim Überqueren der Mittellinie mit den Augen auch unsere Gehirnhälften wechseln müssen. Wenn wir auf der linken Seite einer Zeile lesen, ist die rechte Gehirnhälfte aktiviert. Bewegen wir die Augen nach rechts, ist die linke Gehirnhälfte aktiviert.

Die rechte und linke Gehirnhälfte sind durch das sogenannte Corpus callosum (Bündel aus Nervenfasern) miteinander verbunden. Wenn diese Nerven nicht optimal aktiviert sind und wir mit den Augen die Mittellinie überqueren, gibt es Probleme. Der Wechsel von einer Gehirnhälfte in die andere erzeugt im Körper in diesem Falle Streß. Die Schwierigkeiten zeigen sich beim Schreiben im Ausdruck und im Schriftbild. Beim Lesen haben wir Probleme mit der Konzentration, dem Verstehen, Merken und Wiedergeben des Gelesenen.

Die meisten Schreibfehler passieren in der Mittellinie oder kurz danach.

Das Corpus callosum, das unsere beiden Gehirnhälften verbindet, sollte keine Mauer darstellen, sondern eine Brücke sein. Sind die Nervenstränge energetisiert, fällt das Lernen im Mittelfeld leichter. Wir haben die analytischen und die intuitiven Fähigkeiten des Gehirns *gleichzeitig* zur Verfügung. Das nennen wir „integriertes Lernen im Mittelfeld". Dort lernen, lesen und schreiben wir am besten.

Die Augenachten sind z. B. eine hervorragende Übung für das streßfreie Überqueren der Mittellinie.

Intuitive Fähigkeiten

Dabei wird in erster Linie die rechte Gehirnhälfte beschäftigt. Trotzdem muß die linke Gehirnhälfte auch dabei sein. Ansonsten verlieren wir uns in unserer Tätigkeit, finden kein Ende und vergessen alles um uns herum.

Künstlerische Fähigkeiten befinden sich in der intuitiven Seite der Gehirnhälften, doch die *aktive Kraft* dazu haben wir in der Analytik. Fehlt der „Verstand", haben wir oftmals Schwierigkeiten, unsere guten Ideen in die Praxis umzusetzen.

Lernen

Wenn wir an Lernen denken, assoziieren wir damit oft nur die Schule. Das Lernen in der Schule ist nur ein kleiner Teil, der uns auf das *Lernen im Leben* vorbereitet. Solange wir leben, lernen wir! Sind wir der Meinung, daß mit dem letzten Schultag das Lernen endlich ein Ende hat, werden wir sehr bald eines Besseren belehrt. Wer z. B. nicht lernt, wie er mit „unangenehmen" Arbeitskollegen in Harmonie kommen kann, kann seine Arbeitstelle wechseln, sooft er will. Er wird überall mit einem ähnlichen „unangenehmen Arbeitskollegen" konfrontiert. Der nächste Aspekt ist, daß dieser Mensch mit Familienangelegenheiten oftmals auch nicht zurecht kommt.

Die kinesiologsichen Übungen helfen, immer offen zu sein für das Lernen. Damit sind wir auch offen für das Leben.

Ohrenenergie

Die Ohren haben neben der Funktion des Hörens auch noch eine feinenergetische Entsprechung. Mit den Ohren hören wir nicht nur, sondern wir *fühlen* auch damit (fühlen = wahrnehmen). Wenn wir die Augen eingeschaltet haben, ist unser visuelles Feld nahezu 180°. Mit eingeschalteten Ohren haben wir auch eine 180° Wahrnehmung nach hinten. Damit sind wir in der Lage, alle Informationen rund um uns herum aufzunehmen.

Mit eingeschalteten Ohren fühlen wir uns sicher. Die Ohrenergie nützt uns im klaren Ausdruck beim Reden und Schreiben. Fehlt sie, kann sich das in zwei Arten äußern: zum einen sind diese Menschen ängstlich, zum anderen bekommen Menschen diesen Mangel überhaupt nicht mit. Sie benehmen sich „trottelig". Sie laufen irgendwo dagegen, nehmen Verschiedenes überhaupt nicht wahr, sprechen laut und müssen öfter angesprochen werden, damit sie sich angesprochen fühlen. Die Übungen unterstützen die Fähigkeiten der feinenergetischen Wahrnehmung.

Schädelatmung

Die Schädelknochen sind nicht fest und starr miteinander verzahnt. Im Gegenteil – sie unterliegen einer Mikrobewegung. Diese sehr, sehr feine Bewegung wird durch die Atmung gesteuert. Damit bewegen sich die Schädelknochen in einer bestimmten Abfolge zueinander. Dadurch wird die Rückenmarksflüssigkeit bis zur harten Hirnhaut (Duramata) gepumpt und unterstützt so die Konzentrations-, Denk- und Merkfähigkeit (siehe Becken-Hinterhaupt-Reflex). Außerdem wird das Immunsystem positiv beeinflußt.

Zu einer Blockade der Schädelatmung kommt es z. B. durch Schläge auf den Kopf. Auch ein Sturz auf den Kopf beeinflußt die Schädelatmung nachhaltig. Die Beule ist schon lange weg, den Sturz haben wir vergessen, aber die Muskeln befinden sich immer noch im verkrampften Zustand. Menschen, die sich nicht gut konzentrieren können, sind mit einer hohen Wahrscheinlichkeit irgendwann einmal in ihrem Leben „auf den Kopf gefallen".

In der Kinesiologie hat die Balance der Schädelatmung großen Stellenwert.

Sehnen

Wenn wir hören, daß die Imbalance einer Sehne im Bein einen Einfluß auf das Schreiben hat, erscheint dies relativ unlogisch. Generell ist die Schrift ein Gesamtausdruck der Persönlichkeit und der energetischen Verfassung. Wenn die Bewegungsabläufe in unserem Körper nicht koordiniert sind, haben wir Probleme mit dem Lernen, der Konzentration und dem feinmotorischen Ausdruck.

Der Körper funktioniert als ein gesamtes Energiesystem. Daher spielen auch die Sehnen, Sehnenreflexe und Muskeln eine große Rolle. Das ist der Grund, warum wir mit Edu-K-Übungen unsere Schrift spontan verbessern können.

VORHER

Stefanie

*Heute ist es lustig. Das Wetter ist nicht schön.
Am 11.12. habe ich Geburtstag.
Heute und morgen ist Nikolaustag.*

NACHHER

*Am Freitag habe ich Handarbeiten.
Am 16. August habe ich Namenstag.
Ih Im Januar werde ich Tante.
Hoffentlich schneit es bald.*

VORHER

Heute ist ein wunderschöner Tag. Ich hoffe, das morgen wieder die Sonne scheint. Ich hoffe, das die Kopfschmerzen mit den Übungen weggehen.

NACHHER

Heute ist ein wunderschöner Tag. Ich hoffe, das morgen wieder die Sonne scheint. Ich hoffe, das die Kopfschmerzen mit dem Übungen weggehen.

Selbstheilungsreflex

Unser Körper versucht trotz allem, was wir ihm so im Laufe eines Lebens antun, immer wieder zu überleben. Wir merken nicht, wenn das erste Notaggregat anspringt, das zweite zum Einsatz kommt und mit der Zeit alle Reserven verbraucht werden. Wenn das letzte Notaggregat zum Einsatz kam, bricht „plötzlich" über Nacht eine Krankheit aus. Doch viele Menschen wissen noch immer nicht, daß diese Krankheit bereits Jahre vorher durch Blockaden in unserer feinsten Energie gebahnt wurde.

Wenn wir nun durch energetisch richtige Bewegungen (z. B. die Übungen in diesem Buch) den autonomen Bewegungsreflex unterstützen, nehmen wir Kontakt zu unserem Selbstheilungsreflex auf.

Sport

Das sportliche Training soll uns Ausdauer, Kondition, Muskel- und Sehnenkraft bringen. Damit können wir im Wettkampf gute Leistungen erzielen. Normalerweise baut man aber in diesem Wettkampf die Energie wieder ab, die man sich vorher antrainierte. Viele Profisportler sind danach völlig erschöpft und müssen wieder neu aufbauen.

In der Kinesiologie ist es so, daß wir uns für die Tätigkeit (z. B. Wettkampf) zentrieren. Dies bedeutet, daß der Wettkampf selbst uns ebenfalls noch Energie bringt und wir somit *gestärkt* aus dieser Tätigkeit hervorgehen.

Beim Profi-Sport werden die Leistungen immer höher. Die Zeiten messen wir bereits in tausendstel Sekunden. Der oft zitierte „Spaß beim Sport" wird zum ernsten Kampf. Amateure nehmen die Sache auch manchmal viel zu ernst und fordern von ihrem Körper Leistungen, die er nur substanzkostend bringen kann.

Beispiel: Wenn wir für die Überkreuzbewegung, die im Schilanglauf ausgeübt wird, gebahnt sind, können wir mühelos diesen Sport betreiben. Damit dient uns diese Bewegung zur Aktivierung unserer Lebenskraft. Sind wir für die Überkreuzbewegung nicht gebahnt, können wir trotzdem langlaufen. Aber der Körper hat Streß mit der Bewegung. Sie kostet uns daher Energie und senkt so unsere Lebenskraft.

Wir müssen uns davon befreien, zu glauben, daß alles, was wir *gerne* tun, für unseren Körper zuträglich ist. Gerade im Bereich des Sports wird dieser Irrglaube oft gelebt. Wenn wir die Rate der Sportverletzungen betrachten, müssen wir erkennen, daß der Spruch „Sport ist Mord" doch seine Berechtigung hat. An dieser Stelle will ich betonen, daß nicht der Sport an sich die Ursache für viele Verletzungen ist, sondern die Tatsache, daß wir für unsere Tätigkeit energetisch nicht „aufgewärmt" sind!

Es gibt im Sport auch noch die Betrachtung der Einzel- und der Gruppenleistung. Bei der Einzelleistung ist es wichtig, daß jeder Sportler für seine Tätigkeit zentriert ist. In der Gruppenleistung soll das Team wie *ein* Körper funktionieren. Daher gibt es für diese Zentrierung die sogenannte Gruppenbalance. Die Kommunikation untereinander verbessert sich, die Einzelleistungen in der Gruppe harmonisieren sich, und jeder erkennt *den* Platz, den er in dieser Gruppe zu repräsentieren hat.

Streß
Wenn die Bewegungsabläufe in unserem Körper nicht mehr koordiniert sind, dann entsteht Streß. In der Kinesiologie gibt es keinen „positiven" und „negativen" Streß, sondern nur *Balance* oder *Imbalance*. Jede Form der Imbalance stellt substanzkostenden Streß für den Körper dar.

Wenn wir Streß bewerten in positiv und negativ, stellen wir bei näherer Betrachtung fest, daß der positive Streß der schlimmere ist! Denn was wir positiv bewerten, lassen wir ungefiltert in den Körper hinein. Denken wir doch an all jene Menschen, die vor lauter Freude gestorben sind. Oder sehen wir uns einmal die Gesichter von jubelnden Fußballfans an, deren Mannschaft ein Tor geschossen hat. Wahre Freude läßt sich darin nicht ablesen, eher das Bild von schmerzverzerrt. Wenn wir etwas negativ bewerten, filtern wir es vorher schon automatisch. Wir sind auf den negativen Streß dadurch besser vorbereitet und somit gewarnt.

Studium

Ist das Abitur geschafft, haben wir den Schulstreß hinter uns, der durch Zwang und Pflicht ausgelöst wird. Manche entschließen sich für ein Studium und haben plötzlich das Problem der selbständigen Zeiteinteilung.

Beim Studium wird vorgeschrieben, *was* wir für die einzelnen Prüfungen können müssen. Aber es wird nicht unbedingt vorgeschrieben, welche und wie viele Vorlesungen wir vorher besuchen müssen. Daher passiert es immer wieder, daß wir nach einer langen Nacht die Vorlesung am nächsten Morgen doch nicht so wichtig nehmen und einfach fernbleiben. Leider bleibt dies nicht nur bei einem Mal, es werden mehrere, und letztendlich gibt es dann Probleme mit den Prüfungen. Das Studium kann nicht in der Zeit abgeschlossen werden.

Mit dieser Freiheit, den Ablauf und Zeitplan selbst gestalten zu „dürfen", kommen viele Menschen einfach nicht zurecht, sie müssen es eben erst lernen. Die Übungen unterstützen dieses Lernen.

Tagesablauf

Wir sollen uns morgens beim Aufstehen schon mit den Energiebewegungen für den Tag einschalten. Das morgendliche Üben ist sehr wichtig, denn es bringt uns eine Zentrierung für den gesamten Tag. Wenn wir diese Basis haben, fördern die weiteren Aktivitäten des Tages unser Lernen und Leben. Daraus resultiert auch, daß wir plötzlich Lust haben, unsere Freizeit kreativ zu gestalten und nicht täglich halbtot vor dem Fernseher zu sitzen. Viele bleiben nur deshalb sitzen, weil sie zu schwach sind, den „AUS"-Knopf zu drücken.

Zentrierung

Zentrierung heißt, „in der Mitte sein". Zentrierung bedeutet, daß wir uns nicht nur beim Gedanken an eine Tätigkeit *gut* fühlen, sondern daß unser Körper auch jene Energie hat, die er für die Durchführung dieser Tätigkeit benötigt. Ob das nun Sport ist oder eine bestimmte Arbeit, eine bevorstehende Prüfung oder sonst irgendetwas, ist egal. Wenn der bloße Gedanke daran den Körper abschaltet, heißt das, daß auch die Energie zur Durchführung nicht wirklich ausreichen wird.

Damit wir uns bei dem, was wir tun wollen, sollen oder müssen, *besser* fühlen, finden wir im zweiten Teil des Buches verschiedene Tätigkeiten mit den entsprechenden Übungsfolgen aufgeführt. Diese Programme helfen, uns für bestimmt Situationen im Leben zu zentrieren.

Auch das solltest Du wissen – ein Wort zur Ernährung

Viele Menschen glauben, daß die Nahrung *der* Energielieferant Nummer eins ist. Doch dies ist weit gefehlt! Generell gilt, daß ein Mensch mit wenig Lebensenergie keine Kraft hat, in seiner Ernährungsweise etwas zu verändern. Sogar die hochwertigsten Nahrungsmittel würden ihre Wirkung verfehlen, weil der Körper nicht in der Lage ist, sie entsprechend zu nützen.

Bei fast jedem Vortrag werden immer wieder Fragen über „Ernährung" gestellt. Da die Emotionen bei diesem Thema fast überschäumen, will ich dazu einen wichtigen Hinweis geben:

Wir sollten uns davon leiten lassen, daß die wichtigste Ernährung für den Körper die energetisch richtige Bewegung ist. Unterstützen wir unseren Organismus durch regelmäßiges Üben, funktioniert auch das Zusammenspiel der Organe untereinander viel besser. Nur so kann die Nahrung ganz anders und wesentlich nutzbringender verdaut werden.

Ein anderer Aspekt ist, daß ich in der Praxis immer wieder erlebe, wie sich Menschen mit ihrer Ernährung stressen. Dies dürfen sie nicht essen, das sollten sie essen (es schmeckt aber nicht), darauf sind sie allergisch etc.

Das Wissen, sich besser ernähren zu müssen, ist bei vielen Menschen zwar vorhanden, aber es kann nicht in die Praxis umgesetzt werden. Wenn wir einige Übungen regelmäßig machen, ist es nach ein paar Wochen eine Kleinigkeit, den Eßplan streßfrei so zu verändern und einzuhalten, wie wir es momentan für uns als richtig erachten. Wir bekommen die notwendige Distanz zum

Essen, wir haben nicht mehr das Gefühl, daß wir uns etwas verkneifen müssen – souverän können wir sagen: „Nein danke, das brauche ich nicht mehr."

Ebenso kommt es vor, daß einem Raucher plötzlich die Zigaretten nicht mehr schmecken. Auch das kann eine „Nebenwirkung" der Übungen sein.

In meinem Buch „Richtig essen zur richtigen Zeit" (Knaur Verlag – 76020) schrieb ich sehr ausführlich zum Thema Ernährung und Allergie aus der Sicht der Kinesiologie.

2. Teil

Die Übungen in der Praxis

Die nachfolgenden Übungen sind in vier große Gruppen eingeteilt:
1. Energetische Zentrierung
2. Innere Einstellung
3. Mittellinienbewegungen
4. Längungsbewegungen

Damit hast Du eine bessere Übersicht. Ebenso helfen Dir die Gruppen beim selbständigen Zusammenstellen einer Übungsfolge. Dabei ist zu beachten, daß Du mindestens eine oder zwei Übungen aus der ersten Gruppe (Energiebewegungen) machst, *bevor* Du zu den Mittellinien- bzw. Längungsbewegungen übergehst.

Die Energiebewegungen und die innere Einstellung helfen dem Körper, sich für die weiteren Übungen „aufzuwärmen" und zu zentrieren.

So, nun weißt Du alles, was Du wissen mußt, um die Praxis anzugehen.

Energetische Zentrierung

Wenn wir unseren Körper von der Ruhe in die Bewegung bringen wollen, müssen wir ihn für die Bewegung bahnen. Im Sport wird dieser Vorgang auch „aufwärmen" genannt.

Wir aktivieren die physiologischen Energiesysteme durch Stimulieren bestimmter Akupunkturpunkte. Energiebewegungen werden immer zu Beginn einer Übungsfolge gemacht, um die

Sehnen und Muskeln des Körpers für eine motorische Zentrierung zu bahnen.

Innere Einstellung

Die Übungen unter dieser Rubrik bauen emotionalen Streß ab und helfen, „kühlen Kopf" zu bewahren.

Sich über die Mittellinie bewegen

Die Übungen unter dieser Rubrik aktivieren die verschiedenen Energiesysteme, die wir brauchen, um Anforderungen, die an uns gestellt werden, auch leicht und mit Freude zu bewältigen.

Manchmal gibt es Tage, an denen wir unsere Arbeit nur unwillig und ohne Freude machen. Dies passiert immer dann, wenn unsere Energie nicht so stark ist, wie wir sie eigentlich für diese Tätigkeit bräuchten. So müssen wir fehlende Energie durch Kraft ersetzen. Diese Aktion geht jedoch an die eigene Substanz – daher auch die Lustlosigkeit an diesem Tag. Wenn wir uns jedoch für eine bestimmte Arbeit „eingeschaltet" haben und zentriert sind, geht die Arbeit schnell von der Hand. Wir erledigen sie gut und gehen daraus auch noch gestärkt hervor.

Längungsbewegungen

Streß im Körper zeigt sich unter anderem durch angespannte Muskeln. Wir merken oft gar nicht, daß manche Tätigkeiten (Gehen, Schreiben, Lesen usw.) automatisch mit einer Muskelverkrampfung einhergehen. Damit ist wertvolle Energie blockiert. Die Übungen unter dieser Rubrik „längen" in sanfter Weise unsere Muskeln. Die Haltung verbessert sich, die Grob- und Feinmotorik wird streßfreier. Wir werden Herr unserer Bewegungen. Der Energiefluß in den Muskeln kommt in Schwung und steht uns als Potential wieder zur Verfügung.

Ein Bild sagt mehr als viele Worte

Aus diesem Grund bemühten wir uns, die Übungen auch fotografisch so genau wie möglich festzuhalten. Wir wählten Modelle, die nicht nur freundlich schauen können, sondern auch *diese Übungen selbst seit Jahren regelmäßig turnen*. Wir wollen sie Dir nun vorstellen, denn jede Person auf diesem Bild spricht bestimmte Menschengruppen an:

Oma (80) macht seit 7 Jahren die Edu-K-Übungen. Sie interessiert sich zwar nicht dafür, *warum und wie* die Übungen wirken. Für sie ist wichtig, daß es einfach hilft und daß *sie selbst* etwas für sich tun kann. Oma: „Andere alte Leute sitzen im Pflegeheim und sind auf andere angewiesen. Das will ich mir selbst ersparen."

Oma ermuntert sogar Mitbewohner im Gemeindebau, die Knöpfe zu reiben und regelmäßig zu üben. Sie erzählte: „Die sitzen alle auf der Bank und reden immer nur davon, wie schlecht es ihnen gesundheitlich geht. Eines Tages fiel einer Dame auf, daß ich selber nie jammere, und sie fragte mich, wie ich mich fit halte. So stand ich auf und zeigte, mit welchen Übungen ich meine Zipperlein kuriere. – Aber die haben ja keine Ausdauer, und bewegen wollen sie sich auch nicht! Mir ist das jedoch egal, denn *mir* helfen die Übungen. In manchen Bereichen geht es mir heute gesundheitlich viel besser als vor 10 Jahren – aber *ich* tu ja was dafür."

Andrea (12) übt zwar nur sehr selten freiwillig, aber auch bei der sogenannten „Verordnung" helfen die Übungen. Ihre Pflegemutter (sie übt ebenfalls) muß Andrea meistens dazu zwingen, ihr Programm zu turnen. Der Erfolg: Asthma bronchiale, das Andrea (und ihre Schwester ebenfalls) seit Babyalter hatte, ist seit 1991 ausgeheilt, die damals regelmäßigen Arztbesuche, Therapien und Medikamentengaben gehören der Vergangenheit an.

Mittlerweile weiß Andrea, was sie selbst tun kann, wenn es ihr nicht gut geht. Dies bewies sie damit, als sie (freiwillig und heimlich) zwei Tage lang sehr intensiv übte, um *doch* an der Schwimmwoche teilnehmen zu können. Wegen ihres starken Hustens hätte sie zu Hause bleiben müssen. Durch die Übungen half sie ihrem Körper, die Selbstheilungskräfte zu aktivieren – und es klappte!

Hinweis: Kindern fehlt natürlich die Einsicht, *warum* sie etwas tun sollen, obwohl ihnen ja gar nichts weh tut und sie auch nicht krank sind. Hier liegt es an den Großen, die Kinder anzuleiten. Wie das am besten funktioniert? Ganz einfach – *Vorbild sein!*

Walter (39) hatte große gesundheitliche Probleme mit Herz, Blutdruck und Kreislauf. Über Umwege kam er zur Kinesiologie und entwickelte sich hier zum „Musterschüler". Er macht die Übungen mit Hingabe und nimmt die Informationen, die seinen Körper betreffen, sehr genau. Die Belohnung ließ auch nicht lange auf sich warten – die erwähnten Symptome gehören schon lange der Vergangenheit an.

Kim (50) wurde durch körperliche Beschwerden und Schmerzen dazu gebracht, sich selbst zu helfen. Ein Arzt erklärte eines Tages, daß die Schulmedizin ihm nicht mehr helfen kann und er sich selbst irgendwie weiterbringen soll. So begann Kim's Weg bezüglich regelmäßig den Körper in richtiger Art und Weise zu bewegen.

Ich selbst (Do-Ri) kenne Kim als den konsequentesten Menschen, wenn es darum geht, das Übungsprogramm zu turnen.

Selbst spät nachts bringt er sein Programm noch zu Ende, bevor er schlafen geht. Wenn jemand etwas über Übungen weiß, dann ist das Kim. Denn wahre Aussagen über Übungen machen zu können, ist nur möglich, wenn man sie selbst in vielen Wiederholungen über Jahre hinweg regelmäßig turnte.

Do-Ri (36) – ich turnte 1985 mein erstes Übungsprogramm. Zu diesem Zeitpunkt glaubte ich nicht, daß irgend etwas an mir veränderungsbedürftig wäre. Doch Kim zeigte mir sehr schnell, wo meine „Schwachpunkte" sind. Ich verstand plötzlich, daß auch Launen (himmelhoch jauchzend und zu Tode betrübt), Eifersucht, Müdigkeit und Anämie (Blutarmut) Zustände sind, die ich nicht „hinnehmen" mußte.

Mein Leben veränderte sich durch die regelmäßigen Übungen zum Positiven. Ich wurde freundlicher und schmollte nicht mehr wegen jeder Kleinigkeit. Ich erlebte das erste Mal in meinem Leben so etwas wie eine *Beziehung zu mir selbst*. Dies wiederum brachte mit sich, daß ich auf Menschen zugehen kann, ohne sie gleich verschlingen zu müssen. Ich erdrücke meinen Partner nicht mehr mit meiner Liebe, er bekam Raum und konnte auf *mich* zugehen. Vorher war er auf der Flucht vor mir, ohne sich dessen selbst bewußt gewesen zu sein.

Heute, neun Jahre danach, sind viele Dinge im Leben für mich eine Selbstverständlichkeit. Jene Dinge, von denen ich vorher nicht einmal wußte, daß sie überhaupt existieren. Ich danke dem lieben Gott, daß er auf mich schaut und mir Kim als strengen Lehrer schickte. Durch ihn wurde die Hingabe an meine Arbeit und an mein Leben möglich.

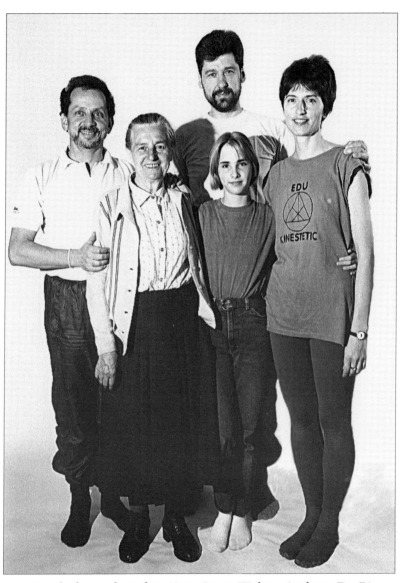

Von links nach rechts: Kim, Oma, Walter, Andrea, Do-Ri

I. Energiebewegungen

1. Wasser

Wasser ist nicht nur ein lebensspendender Quell für Tiere und Pflanzen, sondern auch für Menschen. Es gibt viele Situationen in unserem Leben, da rettet uns Wasser. Und damit meine ich nicht nur die Wüste. Ganz besonders angesprochen dafür sind Menschen, die berufsbedingt viel sprechen müssen (Lehrer, Schauspieler, Juristen etc.).

Ein Glas Wasser fördert SOFORT die Denk- und Merkfähigkeit, ganz besonders die Kreativität. Wenn Gespräche irgendwo feststecken, kann ein Gläschen Wasser alles wieder in Fluß bringen. Wenn es ums Lernen geht oder um eine Prüfung, kann Wasser wahre Wunder vollbringen.

Wassertrinken bringt uns keine Energie, aber es schaltet vorhandene Energie ein, macht uns streßfrei und kreativer. Es läßt uns klarer denken. In Situationen hoher Anforderungen können wir das Gleichgewicht bewahren. Wir fühlen uns erfrischt und lebendig.

Der menschliche Körper besteht zu $2/3$ aus Wasser. Wasser leitet die elektrische Energie und steuert unter anderem auch die physikalischen und chemischen Abläufe im Körper, die für unseren energetischen Ausdruck im Leben wichtig sind.

Die Menge: zur Unterstützung der inneren energetischen Abläufe im Körper brauchen Erwachsene 1,5 bis 2 Liter Wasser. Für Kinder reichen 0,8 bis 1,3 Liter täglich.

Hinweis: Diese Mengenangaben beziehen sich wirklich **nur auf WASSER**. Alle anderen Flüssigkeiten wie z. B. Tee, Kaffee,

Fruchtsaft usw. sind Nahrungsmittel. Sie müssen „verdaut" werden, bis sie dem Körper als reine Flüssigkeit zur Verfügung stehen.

Wenn wir Edu-K-Übungen machen, **zentrieren, balancieren und integrieren wir auch unsere Gehirnhälften.** Diese Information soll als integriertes Gleichgewicht in jede Zelle des Körpers.

Die Zellen kommunizieren untereinander über die Zellflüssigkeit. Wasser unterstützt diese Kommunikation und hilft dem Körper, die Balance zu halten.

Manche Menschen haben Probleme, Wasser zu trinken, oftmals macht die tägliche Menge zu schaffen. Wassertrinken können wir lernen!

Die Energiebewegungen aus dem Edu-K-Programm unterstützen unsere Bereitschaft, Wasser zu uns zu nehmen. Nach kurzer Zeit können wir feststellen, wie selbstverständlich wir mit dem Wassertrinken umgehen.

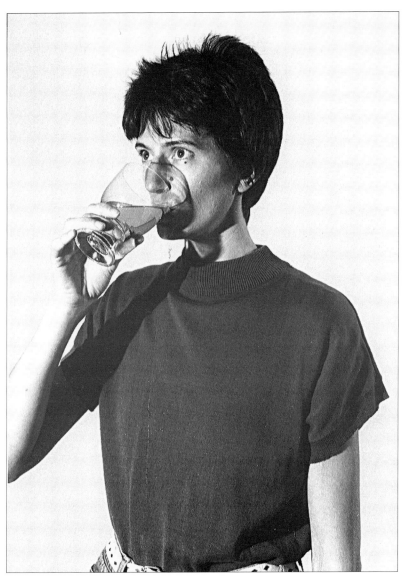

Abb. 1

2. Erdknöpfe

Bei allem, was wir in unserem Leben tun, brauchen wir zuerst eine Basis. Wir brauchen den Boden unter den Füßen. Der Zentralmeridian verbindet uns mit den Energien der Erde. Wer kennt das nicht, daß wir uns manchmal morgens beim Aufstehen so überhaupt nicht erdverbunden fühlen. Bei diesen Anzeichen, können wir durch das Halten der Erdknöpfe den Boden unter den Füßen gewinnen.

Aus diesem Grund nennen wir den Anfangs- und Endpunkt dieses Meridians, den wir hier halten, Erdknöpfe.

Wir berühren mit zwei Fingern der einen Hand den Rand des Schambeins und mit zwei Fingern der anderen Hand die Unterlippe.

Die Punkte werden 30 Sekunden bis 2 Minuten gehalten.

Die Fähigkeit, nach unten zu sehen, ohne daß die **Augenenergie abschaltet,** wird durch die Erdknöpfe balanciert. Alle **akademischen Fähigkeiten** werden zentriert.

Zum besseren Verständnis: Damit wir nicht ständig auf die Uhr sehen müssen, können wir auf unsere Atmung achten. Zirka 5-6 Atemzüge sind 30 Sekunden. Um eine gute Balance zu erreichen, achten wir auf die verlängerte Ausatmung.

Empfohlener Rhythmus: einatmen ca. 1,2 Sekunden,
                                  ausatmen ca. 3,6 Sekunden

Anmerkung: Der Zentralmeridian verläuft vom Damm zur Unterlippe. Wenn sich ein Mensch geniert, sein Schambein zu berühren, kann er jeden anderen Punkt des Zentralmeridians unterhalb des Nabels halten. Die Punkte können einfach berührt, aber auch sanft massiert werden.

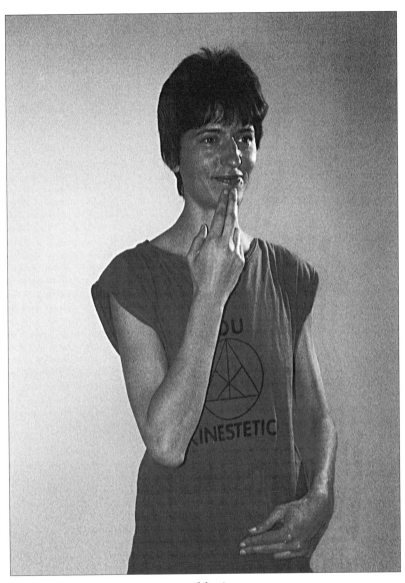

Abb. 2

3. Raumknöpfe

Bei den Raumknöpfen halten wir den Anfangs- und Endpunkt des Gouverneursmeridians. Der Gouverneursmeridian verläuft von der äußersten Steißbeinspitze bis zur Oberlippe und endet am Zahnfleisch des Oberkiefers.

Dieser Meridian **zentriert** die räumliche Wahrnehmung der Augen. Das sind die Übergänge von nah auf fern und von fern auf nah. Besonders wichtig ist dies, wenn wir von der Tafel abschreiben bei Vorträgen und Vorlesungen. Dabei brauchen wir beide Meridiane (Zentral- und Gouverneursmeridian). Wir müssen das Geschriebene von der Tafel mit den Augen wahrnehmen (Raumknöpfe), setzen es im Gehirn um und bringen es auf das Papier (Erdknöpfe).

Die Raumknöpfe ermöglichen eine bessere Konzentration. Außerdem wird der **Fluß der Rückenmarksflüssigkeit** gefördert und die **Schädelatmung** verbessert.

Wir berühren mit zwei Fingern der einen Hand das Steißbein und mit zwei Fingern der anderen Hand die Oberlippe. Die Punkte werden von 30 Sekunden bis zu 2 Minuten gehalten. Bei Bedarf kann man sie auch länger berühren.

Damit wir diese Übung auch leicht und einfach anwenden können, verwenden wir denselben Atemrhythmus wie bei den Erdknöpfen.

Bei den Raumknöpfen sind zwei Kriterien zu beachten:
1. Zur Zentrierung innerhalb einer Übungsfolge reicht es, wenn wir die Raumknöpfe 30 Sekunden berühren.
2. Zur Balance oder auch an Tagen, wo es uns nicht so gut geht, liegt das Minimum der Zeit bei 2 Minuten.

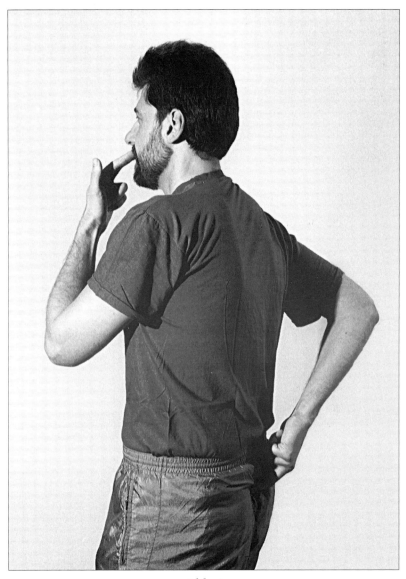

Abb. 3

4. Gleichgewichtsknöpfe

An manchen Tagen sind wir Witterungseinflüssen unterworfen. Oder wir spüren einen dumpfen Druck im Kopf. Wir fühlen uns belastet und können uns nicht konzentrieren. Mitunter neigen wir zu einer leichten Migräne. Diese Symptome sind genau richtig, um die Gleichgewichtsknöpfe zu verwenden, um wieder in die Balance zu kommen.

Der Kopf wird klar, und wir steigern die Konzentrationsfähigkeit.

Wir berühren mit mindestens zwei Fingern die kleine Vertiefung hinter dem Ohr und mit zwei Fingern der anderen Hand den Nabel. Danach wechseln wir die Seiten. Falls wir die Vertiefung nicht finden, legen wir einfachheitshalber alle Finger auf die Stelle hinter dem Ohr. Damit treffen wir den Punkt auf alle Fälle.

Die Punkte sollen mindestens 30-60 Sekunden gehalten werden oder solange, bis wir ein leichtes Pulsieren spüren **(Energiepuls)**.

Die Punkte können bedenkenlos lang und beliebig oft gehalten werden. Nach drei Minuten sollte aber der Wechsel zur anderen Seite stattfinden. Wir können jedoch im Drei-Minuten-Takt auch öfter hin und her wechseln.

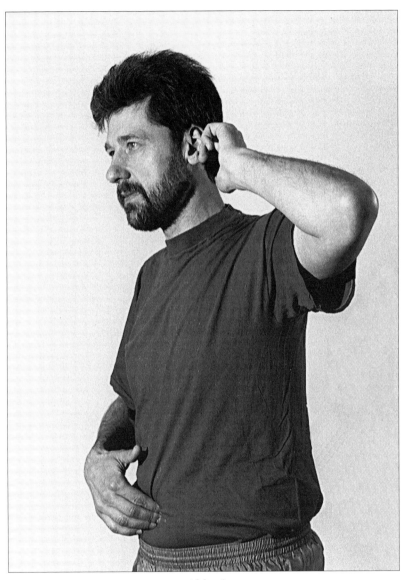

Abb. 4

5. Gehirnknöpfe

Wer von uns kennt das nicht – wenn wir anfangen, denkfaul zu werden. Alles wird uns zuviel. Arbeiten, die wir normalerweise mühelos erledigen, werden plötzlich zu unüberwindbaren Bergen, . . . Dann sind die Gehirnknöpfe angezeigt.
Wir zentrieren uns damit und schalten die beiden Gehirnhälften energetisch ein. Dadurch verbessern sich die **Mittellinienfähigkeiten,** und das **Blickfeld rechts/links** wird erweitert. Wir nehmen die Umwelt besser wahr und sind wach im Unterricht und bei der Arbeit. Die **Koordination zwischen Hand und Augen** funktioniert besser. Dies ist wichtig bei feinmotorischen Arbeiten, zu denen auch Schreiben zählt.

Dazu benutzen wir die Punkte „Niere 27". Dies sind die Endpunkte des Nierenmeridians, sie heißen auch „Halle der Zustimmung". Wir massieren mit dem Daumen und zwei Fingern der einen Hand die Akupunkturpunkte „Niere 27". Wir finden sie unterhalb des Schlüsselbeins, rechts und links neben dem Brustbein. Mit zwei Fingern der anderen Hand reiben wir den Nabel.

Wir sollen die Punkte 1 bis 2 Minuten massieren, wir können sie in einem Durchgang bis zu 6 Minuten aktivieren.

Um die Wirkung der Gehirnknöpfe zu verstärken, können wir während des Reibens die Augen kreisen lassen. Danach bewegen wir sie hin und her und auch auf und ab.

Anmerkung: Die Gehirnknöpfe eignen sich hervorragend, um morgens leichter aus dem Bett zu kommen. Wenn wir zwar aufstehen müssen, aber uns überhaupt nicht der Sinn danach steht – Gehirnknöpfe reiben (die Augen können geschlossen sein) – und nach 4 – 5 Min. gehen die Augen von alleine auf. Ausprobieren – dieser Tip hat schon vielen Menschen das Aufstehen erleichtert.

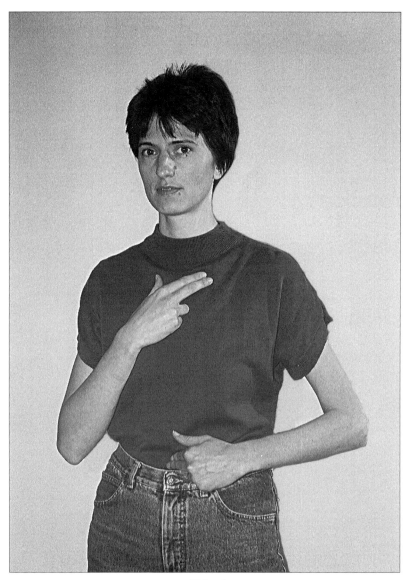

Abb. 5

6. Denkmütze

Wer kennt die Situation nicht – wir „hören zu" und verstehen doch nichts. Dies passiert, wenn die Wahrnehmung nicht eingeschaltet ist. Wir konzentrieren uns auf „zu"hören und hören dabei immer mehr „zu" und bekommen nichts mehr mit. Das ist der Moment, wo wir die Denkmütze aufsetzen sollen.

Wir entfalten sanft unsere Ohren. Dabei beginnen wir oben und massieren am Ohr entlang nach unten. Wir ziehen sanft am Ohrläppchen. Die Denkmütze soll 5- bis 15mal hintereinander gemacht werden. Es ist wichtig, daß wir die Ohren sanft nach hinten ziehen und den Ohrenrand dabei nach außen drehen.

Die Denkmütze balanciert die beiden Gehirnhälften, fördert die Konzentration bei Diktaten und bei der Arbeit am Computer. Sie schaltet uns ein für das „Hin"hören und verhindert, daß wir „zu"hören. Wenn die Ohrenenergie in der Balance ist, haben wir eine **Rundum-Wahrnehmung,** die sich besonders auf unsere Konzentration auswirkt.

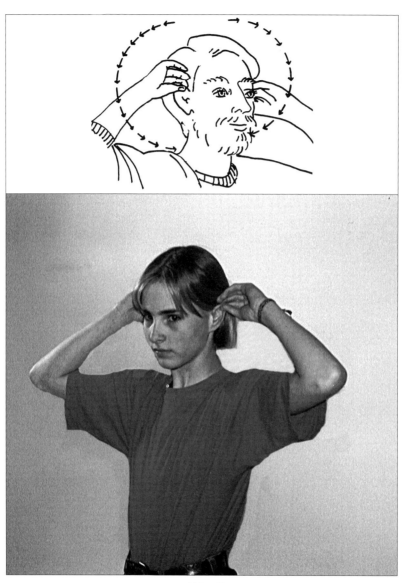

Abb. 6

7. Gähnen

Manchmal kommt es vor, daß wir gähnen müssen. Das Gähnen wird von den meisten Menschen als Ausdruck von Müdigkeit angesehen. Es stimmt aber nur bedingt, Gähnen hat auch noch andere Ursachen.

Wenn es irgendwie möglich ist, sollten wir das Gähnen nicht unterdrücken! Denn es balanciert viele Energiesysteme in unserem Körper wie z. B. das Kiefergelenk und die Kaumuskulatur, es entspannt auch den gesamten Schädelbereich. (Wenn wir gähnen, sollten wir aber unsere Umwelt dabei nicht verschlingen.)

Durch das Kiefergelenk fließen viele Nerven zum Gehirn. Ein blockiertes Kiefergelenk mindert unsere akademischen Fertigkeiten. Ist es in der Balance, können wir unser volles Potential zur Entfaltung bringen. Gähnen unterstützt die Atmung und steigert die **Wahrnehmung.**

Wenn wir nicht gähnen können, gibt es eine Möglichkeit, dies zu lernen:

Wir atmen so lange aus, bis wir keine Luft mehr in den Lungen haben. Dann atmen wir langsam ein, und das Gähnen wird sich automatisch einstellen. Natürlich sind manchmal einige Wiederholungen notwendig – aber es funktioniert.

(Sogar unser ungläubiger Fotograf mußte plötzlich und immer wieder gähnen, als er das Gähnen von Andrea fotografierte.)

Anmerkung: Wenn wir im Kaumuskelbereich einen verspannten Muskel finden, ist es hilfreich, diesen während des Gähnens mit den Fingerspitzen zu berühren und sanft zu massieren. So kann sich dieser Muskel leichter entspannen.

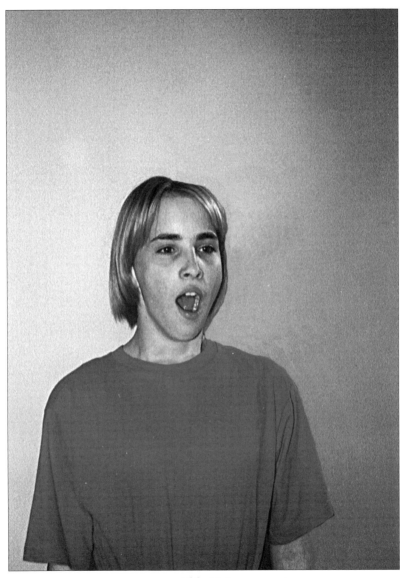

Abb. 7 A

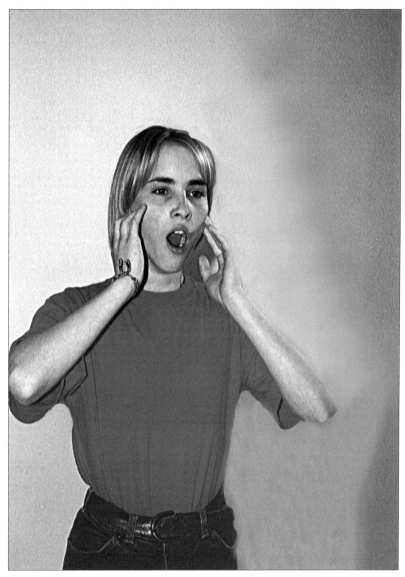

Abb. 7 B

II. Innere Einstellung

8. Positive Punkte

Es vergeht kaum ein Tag, an dem wir keine Streßsituation durchleben. Machmal wissen wir schon am Morgen, daß heute ein schwerer Tag sein wird. Aber Streß trifft uns auch oftmals völlig unvorbereitet. Für alle Formen von Streß sind die sogenannten „Positiven Punkte" wirkungsvoll, um uns zu zentrieren und zu beruhigen. Sie eignen sich hervorragend vor Prüfungen, Schularbeiten, schwierigen Besprechungen und anderen streßgeladenen Situationen.

Die Positiven Punkte sind die Stirnbeinhöcker, die auf einer gedachten waagrechten Linie zwischen den Augenbrauen und dem Haaransatz liegen. Sie befinden sich über den Augen.

Wir legen den Zeige- und Mittelfinger der rechten Hand auf den rechten Stirnbeinhöcker und den Zeige- und Mittelfinger der linken Hand auf den linken Stirnbeinhöcker. Wir berühren diese beiden Punkte 1 bis 3 Minuten oder solange, bis ein **Energiepuls** zu spüren ist. Die Positiven Punkte können wir immer halten, wenn wir in einer belastenden Situation sind oder Streß empfinden. Sie bauen Spannungszustände im Körper und im Kopf ab. Wir kommen zur Ruhe und zum klaren Einschätzen der Situation – das heißt, wir **reagieren nicht mehr unüberlegt.**

Hinweis: Im **Touch for Health** sind die Positiven Punkte die neurolymphatischen Reflexzonen des Magenmeridians. Wenn uns etwas auf den Magen schlägt oder uns gewisse Situationen Magendrücken verursachen, können die Positiven Punkte den emotionalen Streß abbauen.

Sie eignen sich auch hervorragend als **Gruppenübung** für die gesamte Klasse vor schwierigen Aufgaben oder Schularbeiten: jeder Schüler hält sich die Positiven Punkte und geht in Gedanken die bevorstehende Arbeit durch.

Anmerkung: die Positiven Punkte helfen auch bei Spannungszuständen, die durch bevorstehende Tätigkeiten wie z. B. Sportwettkampf, Prüfungen oder Sprechen vor einer Gruppe verursacht werden. Dabei ist es jedoch besser, wenn wir die Stirnbeinhöcker *überkreuz* halten.

Durchführung: die Finger der rechten Hand berühren den linken Stirnbeinhöcker, die Finger der linken Hand berühren den rechten Stirnbeinhöcker (siehe Bild). Durch das Überkreuzhalten berührt jede Hand *die* Seite des Gehirns, die diese Körperseite auch steuert.

Während wir die Punkte überkreuz halten, visualisieren wir die zu erwartende Situation vom Anfang bis zum Ende. Dabei drücken wir ein bißchen stärker auf die Stirnbeinhöcker. Nun wiederholen wir den Ablauf in der Weise, wie wir wollen, daß diese Situation für uns ausgeht. Wir stellen uns z. B. vor, wie Leute freundlich reagieren, Prüfungen gut ausgehen oder wie sich das Gefühl des Mutes in uns ausbreitet, der die Angst vor Neuem überwinden hilft.

Zum Abschluß drücken wir die Punkte noch ein bißchen fester und lassen anschließend ganz langsam los, sodaß wir die Punkte nachspüren können.

Kommen wir nun in die Situation, die wir visualisiert haben, fühlen wir uns von einer Kraft (an den Stirnbeinhöckern) *gehalten*. Somit verliert die Streßsituation ihre Schärfe.

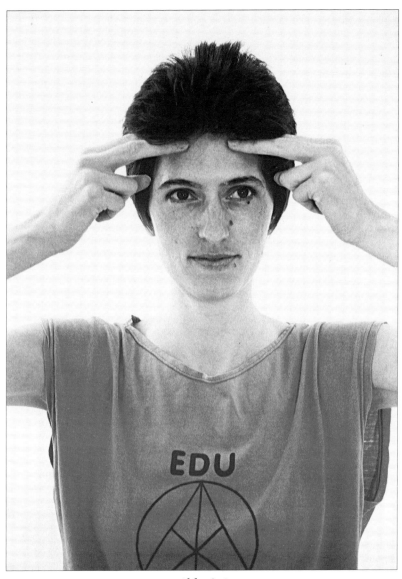

Abb. 8 A

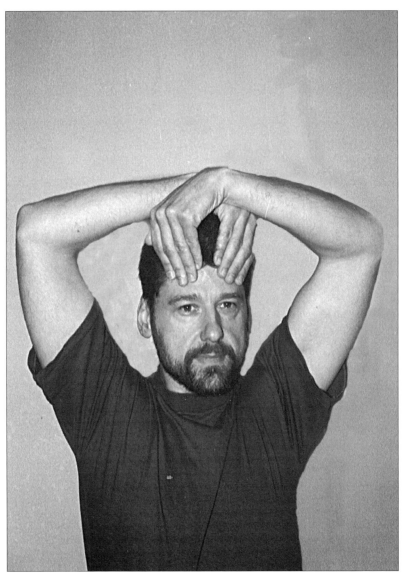

Abb. 8 B

9. Wayne Cook

Wayne Cook ist eine gute Methode, um Streß abzubauen und uns für Übungen **energetisch und motorisch zu zentrieren.** Wenn wir sitzen (im Unterricht oder in einem Seminar) und hinhören müssen, können wir währenddessen Wayne Cook machen. Er zentriert und balanciert die beiden Gehirnhälften und schaltet unsere Wahrnehmung ein. Diese Übung ist deshalb so wirkungsvoll, weil wir in der ersten Phase den Körper in eine liegende Acht bringen. Dadurch balancieren wir den größten Teil unserer elektromagnetischen Energie. Bei der zweiten Phase stellt das Berühren der Fingerspitzen ein Gleichgewicht der Atmung her.

Die Kombination beider Phasen aktiviert die **Rückenmarksflüssigkeit,** die Merkfähigkeit wird gesteigert und Übermotorik abgebaut.

1. Phase: Wir sitzen auf einer Stuhlkante und legen das linke Bein über das rechte Knie.

Wir halten nun den linken Knöchel mit der rechten Hand. Die Innenfläche der linken Hand berührt den Ballen der linken Fußsohle.

Wir entspannen uns, und während wir einatmen, berührt die Zungenspitze den Gaumen.

Beim Ausatmen legt sich die Zunge hinter die Zähne des Unterkiefers.

2. Phase:
Beide Füße stehen am Boden, die Fingerspitzen berühren einander. Die Atmung ist dieselbe wie in der ersten Phase.

Wir bleiben in jeder Phase 1 bis 3 Minuten sitzen. Die Übung kann aber auch länger durchgeführt werden.

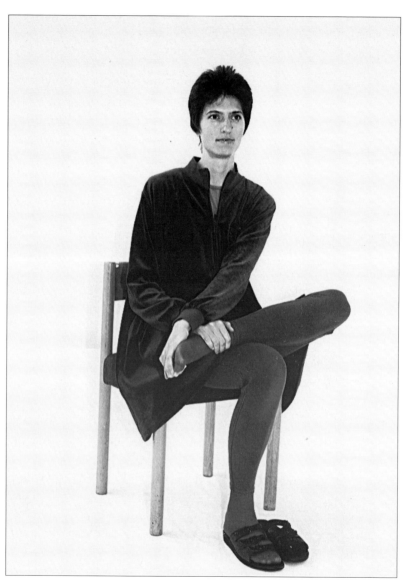

Abb. 9 A: 1. Phase

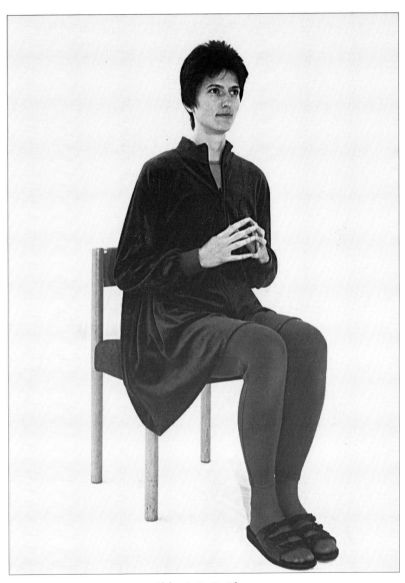
Abb. 9 B: 2. Phase

III. Sich über die Mittellinie bewegen

10. Nackenrolle – nach Paul E. Dennison

Hier geht es um die Entspannung des Schultergürtels, der besonders bei Streß reagiert. Ein entspannter Schultergürtel fördert die Atmung, die Feinmotorik und unterstützt die Augenenergie. Wir können klar denken, und die Bildschirmarbeit fällt uns leichter.

Bei der Nackenrolle gibt es zwei Variationen:

1. Wir stehen aufrecht und lassen die Schultern locker hängen. Wir beugen den Kopf nach hinten in den Nacken und entspannen ihn in dieser Position. Achte darauf, daß Dein Kiefer entspannt ist, das heißt, der Mund ist leicht geöffnet. Nun rollen wir den Kopf langsam hin und her, 15mal auf jede Seite. Jetzt beugen wir den Kopf nach vorne und bringen das Kinn so weit wie möglich in die Nähe des Brustbeins. Achte darauf, daß dabei die vorderen Halsmuskeln entspannt bleiben und Du im Nacken die Längung spüren kannst. Nun rollen wir den Kopf wieder langsam hin und her, insgesamt 15mal auf jede Seite.

2. Eine weitere Variation ist, daß wir die Schultern so weit wie möglich nach oben heben, *bevor* wir den Kopf in die hintere Stellung bringen und rollen. Wir bringen den Kopf wieder in die Ausgangsposition, entspannen die Schultern und drücken sie sanft nach unten. Nun heben wir sie wieder so weit wie möglich hoch, bringen den Kopf nach vorne und rollen wieder hin und her. Dann den Kopf heben und die Schultern entspannen.

Anmerkung: Die Nackenrolle eignet sich besonders als Zwischendurchübung bei Arbeiten vor dem Bildschirm und als „Fernsehübung".

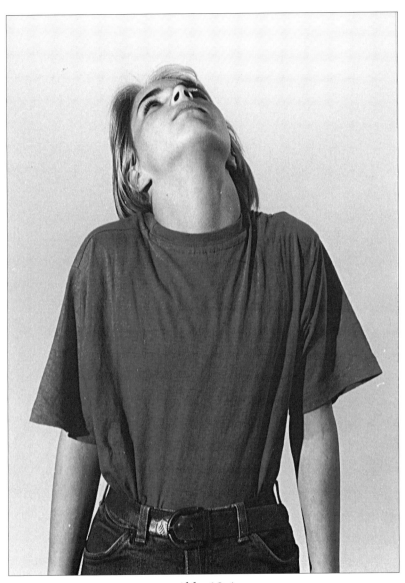

Abb. 10 A

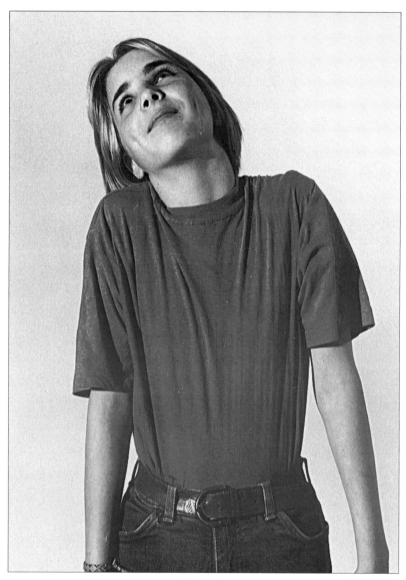

Abb. 10 B

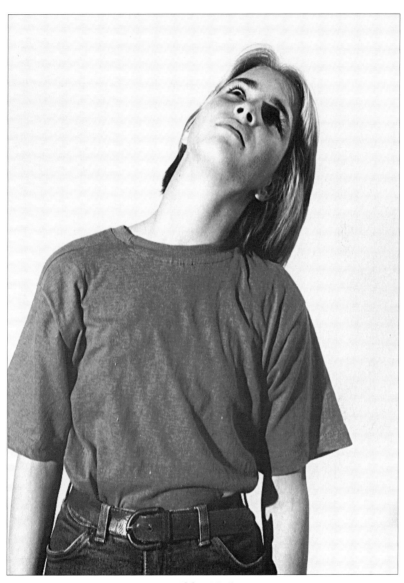

Abb. 10 C

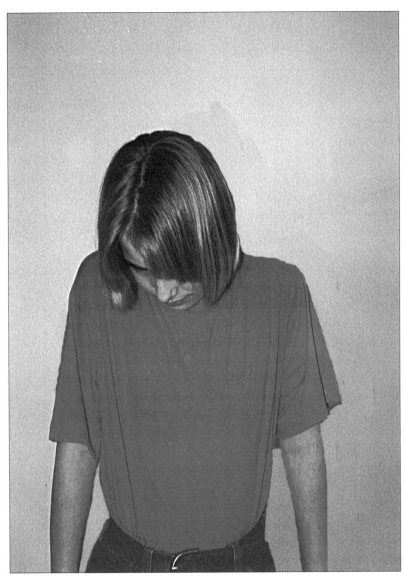

Abb. 10 D

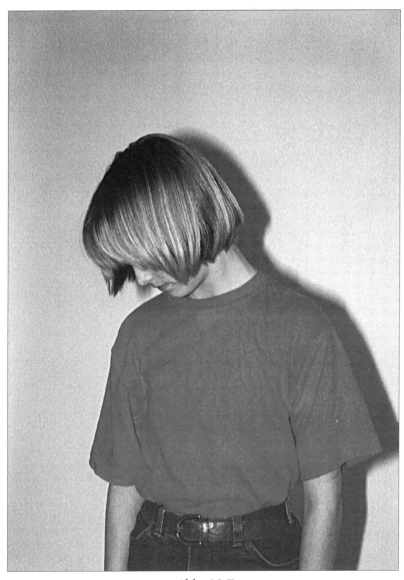

Abb. 10 E

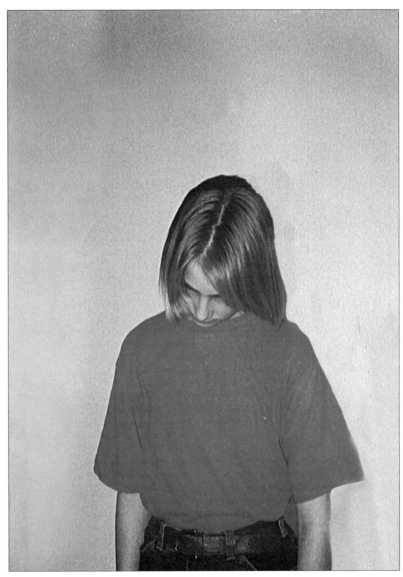

Abb. 10 F

11. Sich überkreuz bewegen – Jazzgymnastikstil

Wenn wir übermütig oder träge sind, sollten wir uns bewegen – aber bitte immer überkreuz. Das Sich-überkreuz-Bewegen im Jazzgymnastikstil macht Spaß und kann bedenkenlos als **Gruppenübung** durchgeführt werden.

Wir bringen den linken Ellbogen zum rechten Knie und danach den rechten Ellbogen zum linken Knie. Dabei ist die Bewegung der Schultern wichtig.

Das Überkreuz-Bewegen können wir zur Musik hüpfend und beschwingt jederzeit machen. Je nach Kondition sollten wir uns auf diese Art und Weise 2 bis 6 Minuten bewegen.

Die Übung koordiniert die beiden Gehirnhälften, die Augen, Ohren und Körperhälften. Die Atmung verbessert sich, die Denk- und Merkfähigkeit wird erhöht. Alle Tätigkeiten, die mit Lernen, Aufnehmen, Verarbeiten, Umsetzen und Verstehen zu tun haben, fallen uns leichter.

Hinweis: Es ist wichtig, daß vor dieser Bewegung eine Zentrierung stattfindet. Für viele Menschen ist die Überkreuzbewegung ein völlig neues Bewegungsmuster für ihren Körper und daher nicht selbstverständlich!

Folgende Zentrierungsübungen erleichtern die Überkreuz-Bewegung:

Gehirnknöpfe
Wayne Cook

Zumindest *eine* der angeführten Zentrierung sollte *vorher* gemacht werden.

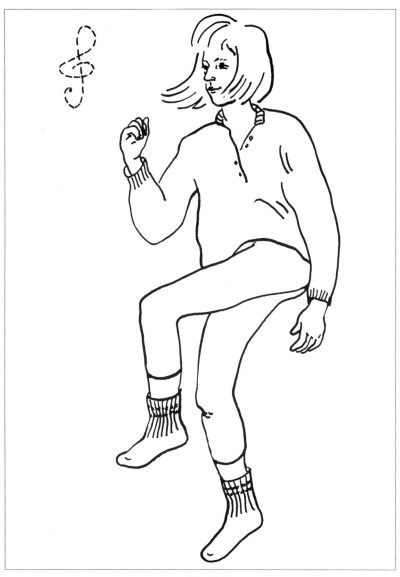

Abb. 11

12. Spiegelbildliches Malen

Kreativ sein im Gestalten beim Malen, Zeichnen, Töpfern usw. fällt manchen Menschen nicht leicht. Es gibt Kinder und Erwachsene, die sich mit Zeichnen und Malen besonders stressen. Hier haben wir eine Übung, die uns Mut macht, bildnerisch tätig zu werden. Wir können nämlich einfach draufloskritzeln – einzige Bedingung ist, daß wir mit der rechten und linken Hand gleichzeitig die Stifte über das Papier bewegen. Wenn wir etwas Übung haben, können wir mit dem Zeichnen von Erkennbarem beginnen – aber bitte immer in spielerischer Form!

Spielerisch schalten sich auch unsere Energiesysteme ein. Durch die Integration der beiden Gehirn- und Körperhälften wird der **motorische Bewegungssinn** aktiviert. Die **Hand/Augen-Koordination,** die beim Gestalten und Schreiben besonders wichtig ist, wird unterstützt.

Wir halten in jeder Hand einen Stift und malen mit beiden Händen gleichzeitig Figuren, Gesichter, Symbole oder Bilder.

Die Bewegung soll in motorischer Synchronisation durchgeführt werden. Wir beginnen mit kleinen Bewegungen, die wir mit zunehmender Sicherheit größer werden lassen können. Wir achten aber darauf, daß beide Hände und Arme sich gleichzeitig bewegen.

Wenn wir täglich 3 bis 7 Minuten lang spiegelbildliches Malen üben, fördern wir unser künstlerisches Talent, die Kreativität und bringen schlummerndes Potential zum Vorschein.

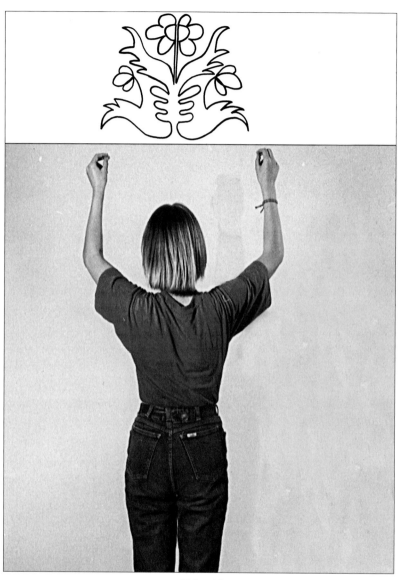

Abb. 12

13. Liegende Achten für das Schreiben

Wenn wir durch das Betrachten unseres Schriftbildes erkennen, daß die feinmotorische Bewegung nicht so ganz in der Balance ist, wie wir es gerne hätten, können wir mit dieser Übung das Schreiben bahnen. Auch wenn unsere Schrift nicht den schönen, vollen und runden Ausdruck hat, den wir von uns doch sonst so gewöhnt sind, sind wir gut beraten, wenn wir die liegenden Achten für das Schreiben anwenden. Diese Übung hilft uns, die **Hand/ Augen-Koordination** zu verbessern und die Gehirnhälften zu balancieren. Die Konzentration wird gefördert.

A – Mit einem Bleistift malen wir eine liegende Acht auf ein Blatt Papier, A4 Querformat.

Wir beginnen mit der Schreibhand in der Mitte immer nach links oder rechts oben und beachten dabei, daß sich der Mittelpunkt der liegenden Acht auch in unserer Körpermitte befindet. Danach wiederholen wir diese Bewegung mit der anderen Hand.

B – Wir nehmen je einen Bleistift in beide Hände. Jetzt malen wir mit beiden Händen gleichzeitig eine liegende Acht. Die beiden Bleistifte führen wir parallel und in die gleiche Richtung.

Wir beginnen in der Mitte immer nach links oder rechts oben.

C – Wir halten einen Bleistift in der linken und einen in der rechten Hand. Jetzt malen wir mit beiden Händen gleichzeitig eine liegende Acht – ABER: mit der rechten Hand beginnen wir von der MItte aus nach rechts oben, mit der linken Hand nach links oben und vollenden den Kreis. Nun treffen sich die Bleistifte in der Mitte und malen aneinander vorbei. Das heißt, die rechte Hand malt nun nach links oben und die linke Hand malt nach rechts oben einen Kreis. Die Bleistifte malen von der Mitte aus wieder aneinander vorbei, die rechte Hand geht nach rechts oben, die linke Hand nach links usw.

Wir malen in jeder Gruppe ca. 10 bis 30 Achten – am besten 3mal täglich.

Es ist von Vorteil, die liegende Acht so groß wie möglich auf der Tafel oder Wand zu malen. Je größer die Bewegung ist, umso mehr müssen wir dabei die Augen bewegen. Der Kopf sollte dabei ruhig gehalten werden. Wir achten außerdem darauf, daß der Kreuzungspunkt der liegenden Acht genau in unserer Körpermitte liegt.

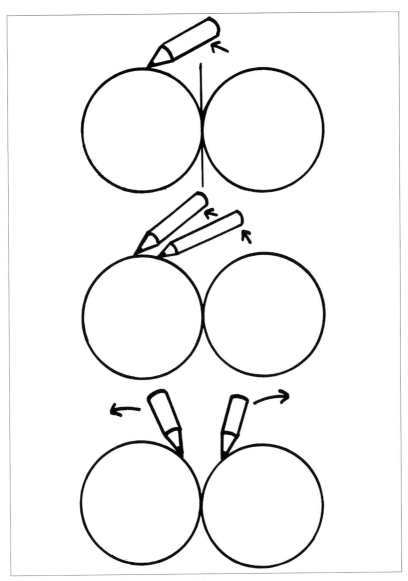

Abb. 13

14. Liegende Achten für Buchstaben-Integration

Wir sollten uns von der Vorstellung befreien, daß es „wunderbare Menschen" gibt. Sie meistern scheinbar alles bestens, haben auch eine schöne Ausstrahlung – nur ihre Schrift ist eben ein bißchen klein und krakelig. Es ist eine Tatsache, daß die Schrift Charakter und Charakterzüge offenlegt. Darüberhinaus ist die Schrift der Ausdruck unserer gesamten Energie.

Oft passiert es, daß Kinder Rechtschreibfehler machen, weil sie einige Buchstaben „nicht leiden" können. Dieser meistens unbewußte Streßfaktor führt dazu, daß jene Buchstaben beim Schreiben oft ausgelassen werden.

Wir sollten einmal unsere Schrift objektiv betrachten und auf einzelne Buchstaben achten, *wie* wir sie geschrieben haben. Jene Buchstaben, die sich vom Rest der Schrift abheben, und solche, die gerne ausgelassen werden, sollten wir in die liegende Acht integrieren. (Mitunter kann das das ganze Alphabet sein!) Wir malen eine liegende Acht und zeichnen in einer fließenden Bewegung einen Buchstaben hinein. Zwischen den einzelnen Buchstaben malen wir immer wieder ein paar liegende Achten. Wir integrieren die Buchstaben in einem flüssigen Bewegungsablauf.

Die liegenden Achten können wir auch im Stehen ausführen: Wir stehen und strecken beide Arme nach vorne. Die Hände berühren einander. Nun malen wir vor unserem Körper mit den Armen eine große liegende Acht mehrmals hintereinander in die Luft. Wenn wir den Buchstaben in die Acht zeichnen, sollten wir die Bewegung in den Schultern fühlen.

Mit dieser Übung können wir uns für das ganze Alphabet balancieren.

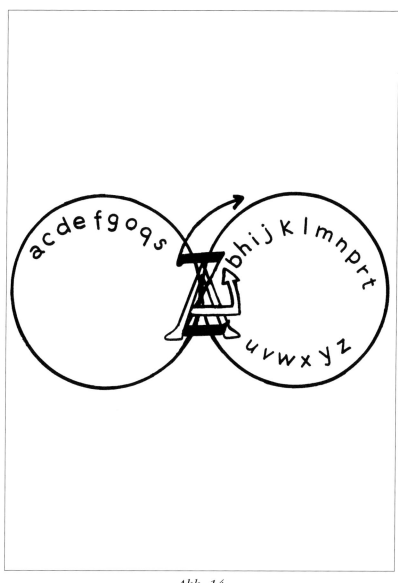

Abb. 14

15. Ohrenachten

Wenn wir sehr in eine Arbeit vertieft sind, kann es passieren, daß wir die Umwelt gar nicht mehr wahrnehmen. Es kommt auch vor, daß wir direkt angesprochen werden und das gar nicht bemerken. Das sind sichere Anzeichen dafür, daß die **Energie der Ohren** nicht in der Balance ist. Aus dieser schlimmen Lage befreien uns die Ohrenachten.

Diese Übung schaltet die Energie der Ohren ein, lockert den Schultergürtel und balanciert die Augen und die Feinmotorik. Die Ohrenachten eignen sich hervorragend zur Verbesserung der Konzentration – besonders für Zahlen. Wir können HINhören, denn das Gehörte wird im Gehirn verarbeitet. Die Ohrenachten sind eine gute Übung für Vorlesen und freies Sprechen. Viele Vortragende und Lehrer konnten sich damit schon für die Tätigkeit des Lehrens einschalten.

Wir beugen leicht die Knie, legen das linke Ohr auf den ausgestreckten Oberarm und richten die Augen auf die ausgestreckten Finger. Der Kopf und die Schulter bleiben während der Übung fest miteinander verbunden. Nun malen wir vor unserem Körper mit dem Arm liegende Achten in die Luft. Dabei beginnen wir immer nach rechts oder links oben. Nach mindestens 10 Achten wiederholen wir die Übung 10mal mit dem anderen Arm.

Hinweis: Wir stellen uns in Augenhöhe eine waagrechte und in der Körpermittellinie eine senkrechte Linie vor. Der Kreuzungspunkt ist an der Nasenwurzel.

Die liegende Acht soll nun so in die Luft gemalt werden, daß in jedem Quadrant die Masse konstant ist. Das heißt, wir bewegen den Arm genauso weit nach oben wie nach unten und genauso weit nach links wie nach rechts.

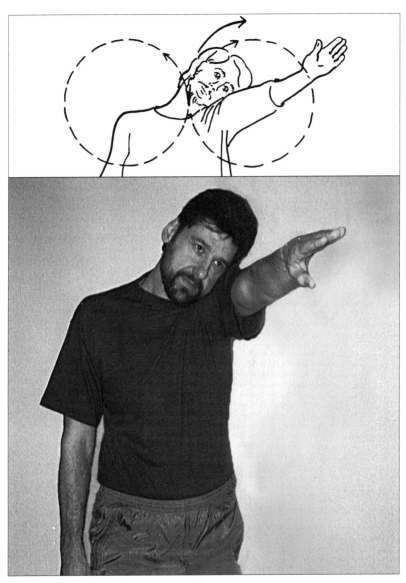

Abb. 15

16. Augenachten

Wenn unsere Augen überanstrengt sind, zeigt sich das durch brennende Augen, Müdigkeit oder die Schrift verschwimmt uns vor den Augen. Wir können uns nicht mehr konzentrieren, die eigene Schrift wird schlechter, das Sehen auf dem Computerbildschirm schmerzt in den Augen usw. Alles das sind ganz klare Anzeichen dafür, daß die **Energie der Augen** nicht in der Balance ist. Hier helfen die Augenachten.

Die Augenenergie hat vier Dimensionen – oben, unten, rechts und links. Sie sind Meridianen zugeordnet. Wir können diese Dimensionen mit den Erd-, Raum- und Gehirnknöpfen einschalten, aber die Verankerung sollte durch die Augenachten passieren.

Diese Übung aktiviert alle Blickrichtungen – z. B. das Sehen von der Tafel zum Heft und wieder zurück, beim Schreiben und Lesen von links nach rechts. Die Augenachten stellen eine fundamentale Übung für alle **akademischen Fähigkeiten** dar.

Wir malen mit dem ausgestreckten Arm eine liegende Acht – das Zeichen für Unendlichkeit – in die Luft. Wir beginnen immer von der Mitte ausgehend nach rechts oder links oben. Abb. 16 A.

Während dieser Bewegung halten wir den Kopf ruhig und folgen mit den Augen unserer Hand in alle Richtungen.

15 Achten mit dem rechten Arm, 15mal mit dem linken Arm, danach 15mal mit beiden Armen gleichzeitig. Die Handflächen berühren einander.

Hinweis: Bei den Augenachten müssen wir den Kopf so ruhig wie möglich halten. Nur die Augen sollen der Hand folgen. Je mehr wir den Kopf mitbewegen, desto mehr vermeiden wir die Bewegung der Augenmuskeln. Eine freie Bewegung der Augen ist jedoch für streßfreies Lernen und Arbeiten unerläßlich. Die Geschwindigkeit, mit der wir die Augenachten durchführen, richtet sich nach der Fähigkeit, die Augen zu bewegen und den Kopf ruhig zu halten.

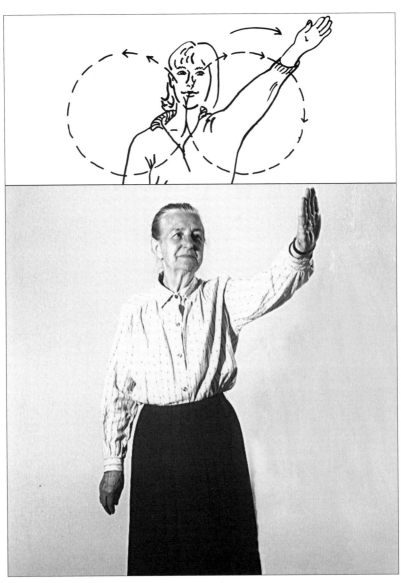

Abb. 16 A

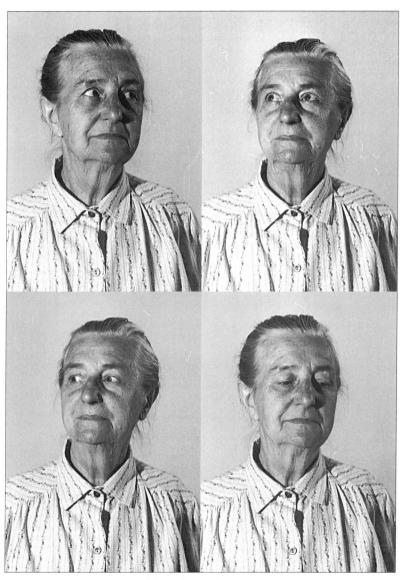

Abb. 16 B – C – D – E

17. Schaukel A – B – C

Verkrampfte Beinmuskeln sind meistens Ursache für Probleme beim Sport und beim Laufen. In diesem Fall bringt die Schaukel – in drei Variationen – die Balance und unterstützt unseren Körper beim Trainieren. Generell verbessert jede Art die Konzentration, Denk- und Merkfähigkeit. Darüberhinaus hat jede Variante noch ihre Spezialität.

Die Schaukeln A, B und C sind in ihrer Wirkungsweise unterschiedlich stark:
Die Wirkung von C ist 5mal stärker als A und 3mal stärker als B. Wir beginnen jedoch mit Schaukel A, bis sie beherrscht wird. Dann wechseln wir zu B, und wenn wir diese Übung wirklich können, beginnen wir mit C. Wenn wir sie hintereinander machen, sollten wir den Ablauf A, B, C einhalten.

Schaukel A

Sie dient zum Anregen der **Rückenmarksflüssigkeit** und zur Zentrierung des **Becken/Hinterhauptreflexes**.
Wir sitzen auf dem Boden, die Arme sind seitlich am Körper. Die Finger zeigen nach vorne und stützen den Oberkörper ab. Die Beine sind angewinkelt, das Gesäß berührt mit dem Steiß- und Kreuzbein den Boden.
In dieser Stellung werden mit dem Becken kreisende Bewegungen nach rechts und links ausgeführt. Der Atem ist gleichmäßig. Wir kreisen das Becken 15- bis 25mal nach rechts und dann nach links. Eine weitere Möglichkeit ist, 5mal rechts, 5mal links zu kreisen und das Ganze 3- bis 5mal im Wechsel.

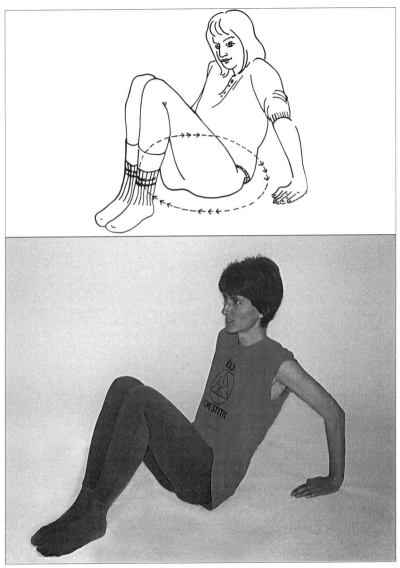

Abb. 17

18. Schaukel B

Diese Übung stärkt zusätzlich die Bauchmuskulatur, verbessert das Immunsystem und die **Hand/Augen-Koordination.**

Die Sitzhaltung ist wie bei Schaukel A, jedoch werden die Füße zirka 5 cm hochgehoben. Wir kreisen nun mit dem Becken 10- bis 20mal nach rechts und dann nach links. Die Füße bleiben dabei weitgehend ruhig. Der Atem ist fließend.

Wir können auch die Möglichkeit des Kreisens 5mal rechts, 5mal links 3- bis 5mal im Wechsel durchführen.

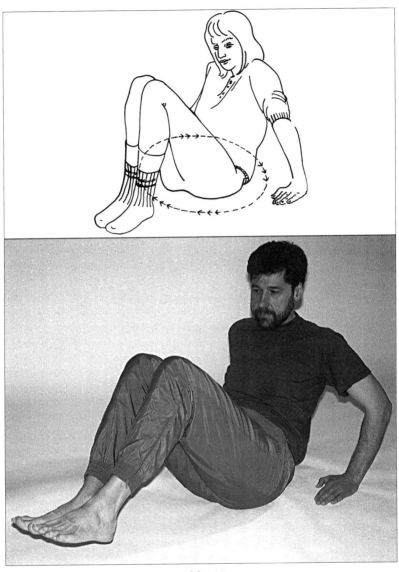

Abb. 18

19. Schaukel C

Diese Übung bringt eine zusätzliche Massage der Wirbelsäule. Sie stärkt alle Meridiane und verbessert die **Becken-** und **Schädelatmung.**

Wir sitzen im Schneidersitz, umfassen die Zehen mit den Händen und atmen ein. Beim Ausatmen rollen wir in einer Schaukelbewegung nach hinten und kommen beim Einatmen wieder in die Ausgangsstellung zurück. Es ist sinnvoll, die Übung 10- bis 20mal durchzuführen.

Hinweis: Die Unterlage sollte besonders bei schlanken Menschen nicht zu hart sein.

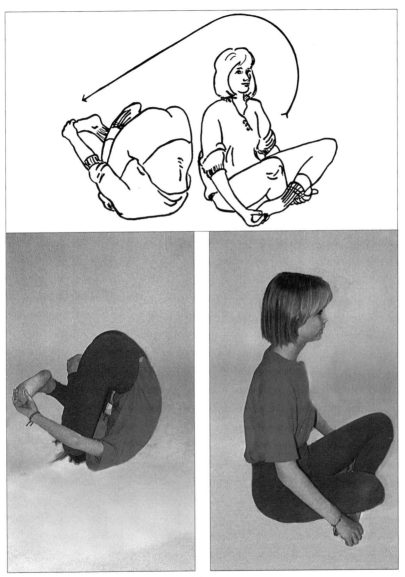

Abb. 19

20. Bauchatmen im Liegen

Wenn unsere Energie nicht so recht fließen will, wenn wir Probleme mit der Atmung haben, gibt es auch Probleme mit dem Immunsystem. Wenn wir nicht richtig atmen können, ist es auch schwierig, sich wirklich ausdauernd zu konzentrieren. Dafür gibt es das Bauchatmen in 2 Varianten.

Wir können das Atmen im Liegen und im Stehen (siehe nächste Übung) durchführen – generell wird durch die Übung das Gehirn mit mehr Sauerstoff besser versorgt.

A – Bauchatmen im Liegen

Wir liegen auf dem Rücken und legen ein Buch auf den Bauch. Wir atmen so in den Bauch ein, daß sich das Buch hebt. Jetzt halten wir den Atem an. Beim Ausatmen senkt sich das Buch wieder.

Wir zählen im Geiste beim Einatmen bis 5, beim Luftanhalten bis 5 und auch beim Ausatmen bis 5. Diese Bauchatmung 21mal hintereinander durchführen.

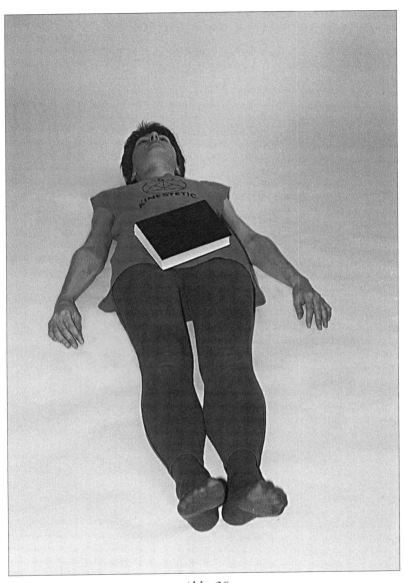

Abb. 20

21. Bauchatmen im Stehen

Wir legen die Hände auf den Bauch und atmen tief ein. Nun blasen wir die Luft in kurzen kleinen Stößen aus, als wollten wir eine Feder mit dem Atem bewegen. Dabei sollte sich der Bauch bewegen.

Bauchatmen im Stehen sollten wir 6mal hintereinander machen.

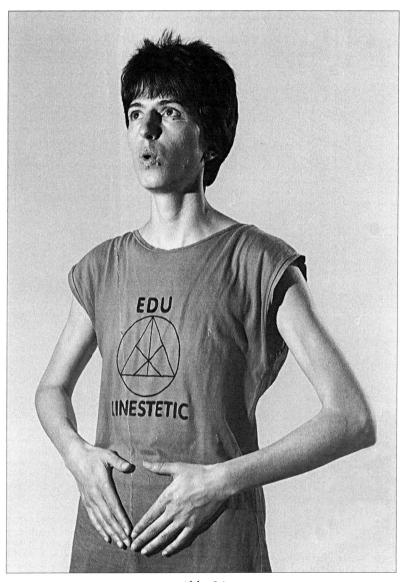

Abb. 21

22. Sich überkreuz bewegen – Radfahrstil

Wenn wir uns müde und schlapp fühlen, wenn wir zu nichts Lust haben, dann ist „Sich überkreuz aufrichten im Radfahrstil" *die* Übung, die jetzt dran ist. Diese Bewegung stimuliert die **Rückenmarksflüssigkeit.** Sie stärkt die Bauchmuskulatur und vertieft die Atmung. Die **Ohrenenergie** wird balanciert, die Wahrnehmung und Konzentration erhöht.

Wir liegen auf dem Boden, heben den Kopf und den Oberkörper, winkeln die Arme und Beine an und bewegen in dynamischer Folge den rechten Ellbogen zum linken Knie und danach den linken Ellbogen zum rechten Knie (Cross Crawl-Bewegung).

Die Übung wirkt am besten, wenn wir sie 50- bis 100mal jede Seite im Wechsel durchführen – und das mehrmals täglich.

Hinweis: Wir sollten darauf achten, daß sich die Arme bewegen und die Schultern dabei relativ ruhig bleiben.

Die Zahl je 50mal erscheint zu Beginn vielleicht sehr hoch. Doch die Arbeit mit vielen Menschen zeigte, daß sich die Energie innerhalb einer Woche so steigert, daß wir je 50mal sehr bald ohne Absetzen mühelos turnen können. Also – nur Mut!

Wenn das klappt, können wir die Anzahl dieser Radfahrbewegungen allmählich auf je 100mal steigern.

Anmerkung: Diese Übung ist vor sportlichen Aktivitäten zu empfehlen, besonders vor Fußball!

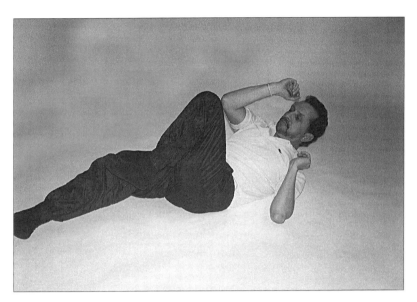

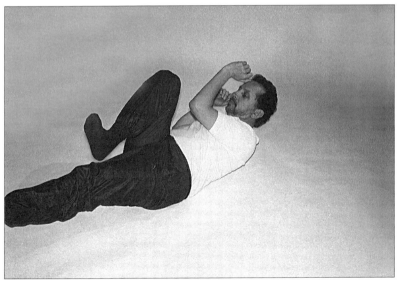

Abb. 22

23. Sich überkreuz aufrichten

Wenn wir die Radfahrer-Übung gut können, gehen wir weiter zum nächsten Schwierigkeitsgrad. Sich überkreuz aufrichten bringt uns noch mehr Energie, die Atmung wird nochmals verbessert. Keine andere Übung stärkt in so großem Ausmaß die Bauchmuskulatur wie diese Übung. Darüberhinaus dient sie zur **Balance der Augen, Ohren und Gehirnhälften.** Die **Rückenmarksflüssigkeit** wird aktiviert, die Wirbelsäule gestärkt und die **Beckenatmung** verbessert.

Wir liegen auf dem Rücken, die Beine sind angewinkelt. Die Füße stehen auf dem Boden. Nun richten wir den Oberkörper beim Ausatmen zum Sitzen auf und führen den linken Ellbogen zum rechten Knie. Beim Einatmen legen wir uns wieder nieder.

Wir setzen uns erneut auf, führen den rechten Ellbogen zum linken Knie und legen uns wieder auf den Boden. Die Fußsohlen bleiben während der ganzen Übung auf dem Boden.

Je nach Kondition können wir die Übung je 5mal ausführen und steigern sehr bald auf je 20 Überkreuzbewegungen.

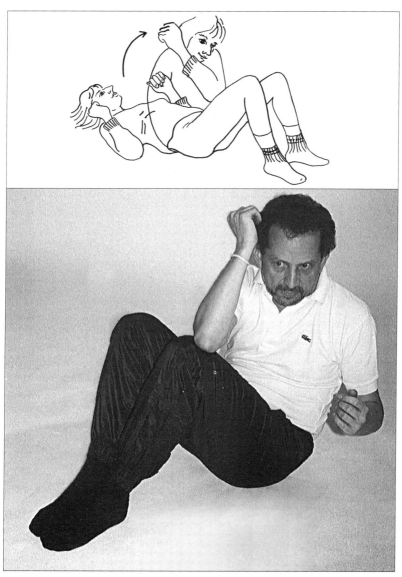

Abb. 23

24. Kobra

Die Wirbelsäule ist die Stütze unseres Körpers und wird durch viele Tätigkeiten sehr beansprucht. Um sie zu balancieren und die **Rückenmarksflüssigkeit** immer wieder zu aktivieren, sollten wir die Kobra machen. Diese Übung balanciert auch die **Sehnen**. Energetisierte Sehnen wirken sich auf die **Hand/Augen-Koordination** optimal aus. Dadurch können wir auch besser schreiben und denken.

Wir liegen auf dem Bauch, die Handflächen liegen mit den Handflächen auf dem Boden unter den Schultern, die Beine sind geschlossen.

Beim Einatmen heben wir den Kopf ganz langsam – so weit es geht – hoch und schauen an die Decke. Nun ziehen wir mit den Schulter- und Rückenmuskeln den Oberkörper hoch. Mit den Armen stützen wir den Oberkörper.

Das Becken bleibt auf dem Boden, und die Gesäßmuskeln sind entspannt. In dieser Stellung bleiben wir zirka 5 – 10 Sekunden, der Atem fließt. Danach senken wir beim Ausatmen den Rücken. Den Kopf halten wir dabei hoch, bis die Schultern den Boden berühren. Erst dann legen wir die Stirn langsam auf den Boden.

Die Kobra 4- bis 8mal durchführen; wir achten darauf, daß wir nichts forcieren.

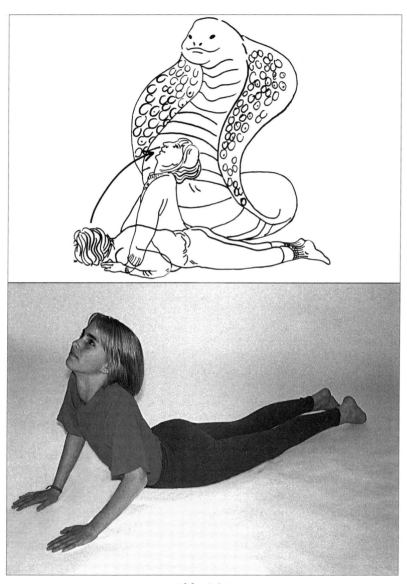

Abb. 24 A

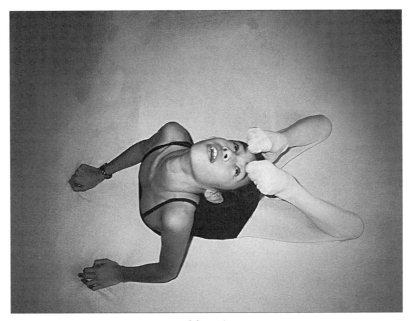

Abb. 24 B

Nur in Ausnahmefällen ist ein Mensch so beweglich wie dieses Mädchen. Für sie war die herkömmliche Durchführung der Kobra nahezu langweilig.

25. Cross Crawl mit Augenkreisen

Die Übersetzung von „Cross Crawl" heißt „überkreuz krabbeln". Wir krabbeln bei Cross Crawl aber nicht auf dem Boden, sondern wir machen die Überkreuzbewegung im Stehen.
Diese motorische Übung trainiert unser Gehirn und balanciert die Gehirn- und Körperhälften gleichzeitig. Die Integration der beiden Gehirnhälften stellt die Basis für jede Form der Balance zur Unterstützung der Gesundheit dar. Cross Crawl dient zur Balance der Augen und Ohren, die Atmung, die räumliche Orientierung und die Motorik werden verbessert.

Nun machen wir Cross Crawl – die Überkreuzbewegung: Wir bringen abwechselnd den rechten Ellbogen zum linken Knie und den linken Ellbogen zum rechten Knie. Diesen Bewegungsablauf trainieren wir ein bißchen. Nun kreisen wir während dieser Übung mit den Augen 5mal in großen Kreisen nach rechts und dann 5mal nach links. Dadurch werden viele Bereiche im Gehirn noch zusätzlich aktiviert.

Hinweis: Am Anfang ist es oft schwierig, die Überkreuzbewegung und das Kreisen der Augen gleichzeitig auszuführen. Wenn wir die Übung alleine machen, können wir uns an der Wand einen großen Kreis vorstellen. Während der Cross Crawl-Bewegung ziehen wir mit den Augen den Kreis nach. Der Kopf muß dabei möglichst ruhig bleiben. Falls das Augenkreisen Probleme macht, ist es hilfreich, wenn uns jemand mit dem Arm einen großen Kreis in die Luft malt und wir den Fingern folgen.
Cross Crawl eignet sich sehr gut als **Gruppenübung** in der Schule und beim Sport.

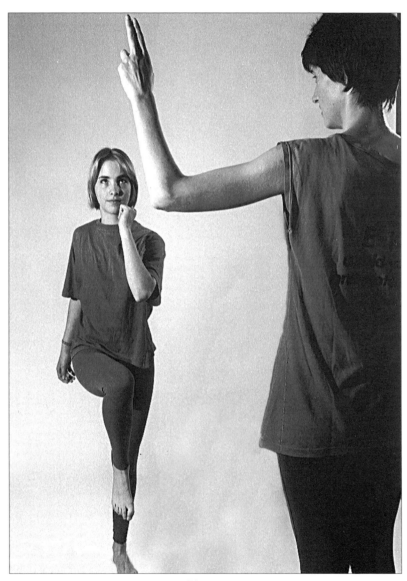

Abb. 25 A

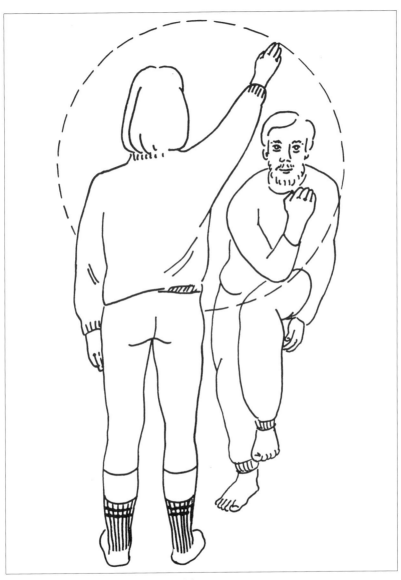

Abb. 25 B

26. Bahnung der Seitigkeiten –
nach Dr. Paul Dennison

Diese Übung dient zur **Integration der Gehirnhälften**, verbindet die beiden Körperhälften und balanciert die **Augen- und Ohrenenergie**. Die Bahnung der Seitigkeiten aktiviert die Atmung, das Immunsystem und die **Rückenmarksflüssigkeit**. Wir erreichen eine Optimierung der Aufmerksamkeit und Wahrnehmung, die Sprache und unser Ausdruck werden klarer. Die Konzentration und Merkfähigkeit werden deutlich verbessert. Die Übung ist besonders bei Lese- und Rechtschreibschwäche und allen Arten von Lernbehinderung (z. B. Legasthenie) angezeigt.

Es wird in vier Phasen geübt:
1. **CROSS CRAWL (C.C.)** - sich überkreuz bewegen:
Wir machen je 10mal hintereinander die Überkreuzbewegung – rechter Ellbogen zum linken Knie (Abb. 26A), linker Ellbogen zum rechten Knie (Abb. 26 B).

Die Augen sehen dabei nach links oben, der Kopf bleibt jedoch gerade! (Abb. 26E) Danach:

2. **HOMOLATERAL CRAWL (H.C.)** – sich einseitig bewegen:
Wir machen nun je 10mal hintereinander die einseitige Bewegung – rechter Ellbogen zum rechten Knie (Abb. 26C) und danach linker Ellbogen zum linken Knie (Abb. 26D).

Die Augen sehen dabei nach rechts unten, der Kopf bleibt jedoch gerade! (Abb. 26F) Danach:

3. **C.C. + H.C. IM WECHSEL:**
Nun machen wir die Überkreuz- und die einseitige Bewegung

im schnellen Wechsel. Die Augen sind offen und sehen in die jeweilige Richtung. Wir achten darauf, daß der Kopf die ganze Zeit gerade bleibt. 2mal C.C. + 2mal H.C. – diese Kombination 4mal im Wechsel. Danach:

4. **C.C. + H.C. im Wechsel und MIT GESCHLOSSENEN AUGEN:**
Wir machen nun dasselbe wie bei Punkt 3, doch die Augen sind dabei geschlossen und ohne Blickrichtung.
2mal C.C. + 2mal H.C. – diese Kombination 4mal im Wechsel.

Hinweis: bei dieser Übung ist es *unbedingt erforderlich*, zuerst eine energetische Zentrierung und danach eine innere Einstellung durchzuführen!
Beispiel: Gehirnknöpfe 30 Sekunden reiben
Wayne Cook jede Phase 1 Minute.
Dann erst Bahnung der Seitigkeiten

Anmerkung:
Die Bahnung der Seitigkeiten ist *DIE ZENTRALE ÜBUNG* der Edu-Kinesthetik, um ein homolaterales (einseitiges) Denk- und Bewegungsmuster in ein integriertes zu bahnen.
Achte darauf, daß die Bewegungen langsam – daher bewußt – ausgeführt werden.

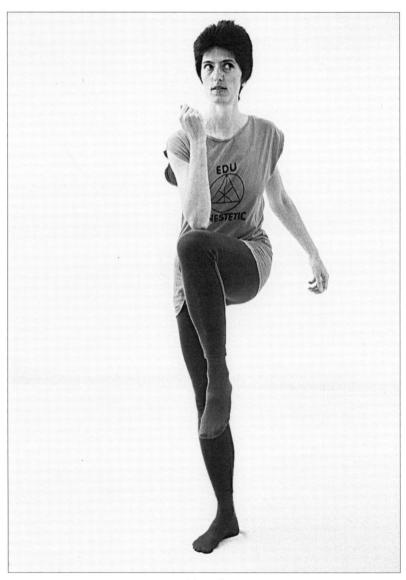

Abb. 26 A

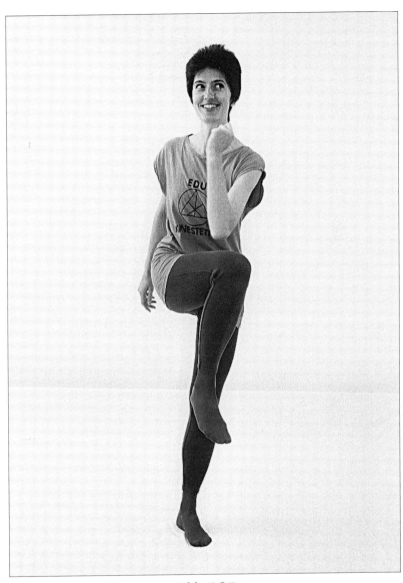

Abb. 26 B

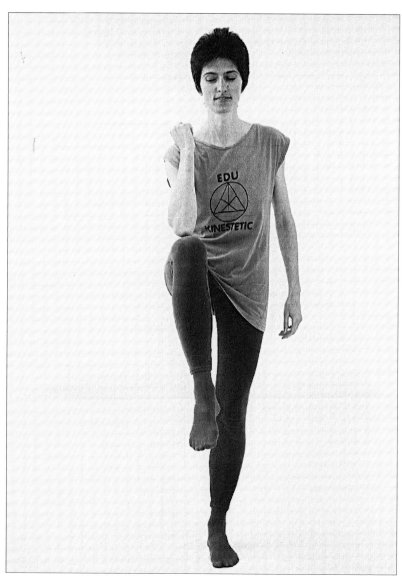

Abb. 26 C

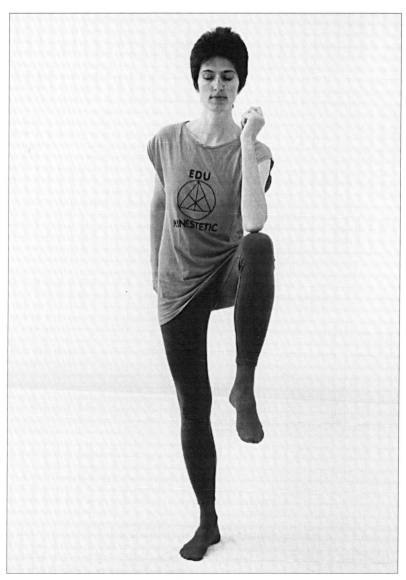

Abb. 26 D

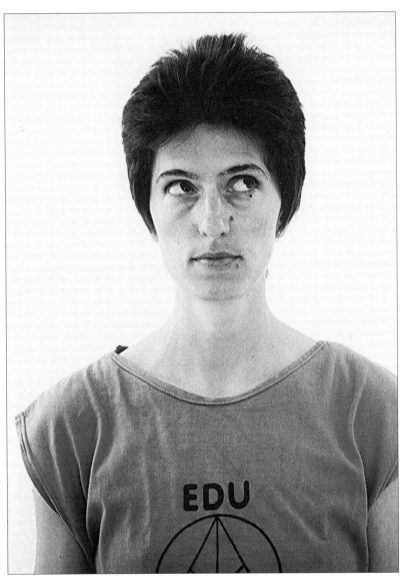

Abb. 26 E

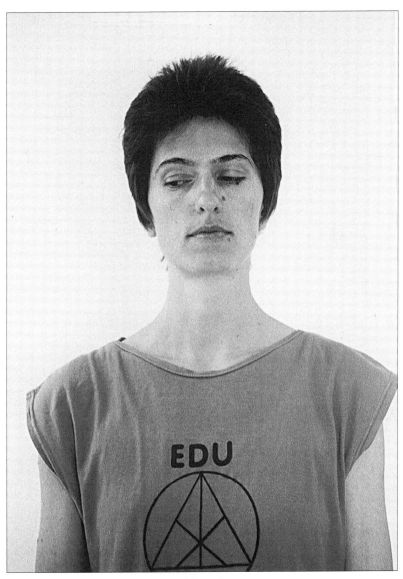

Abb. 26 F

IV. Längungsbewegungen

Diese Übungen haben die Aufgabe, Muskeln und Sehnen zu entspannen. Wenn wir im muskulären Bereich verkrampft sind, gibt es nicht nur Probleme mit der Sprache. Diese Verkrampfungen wirken sich auch auf die Konzentration und die Feinmotorik aus.

Muskeln haben eine Beziehung zu den Organenergien, außerdem geben sie auch zum Gehirn eine Rückmeldung. Daher wirken sich Anspannungen in den Beinmuskeln ebenso auf unser Schriftbild aus wie z. B. Verkrampfungen im Schultergürtel- und Armbereich. Es ist nicht möglich, konzentriert und klar zu denken, fehlerfrei und deutlich zu schreiben, wenn irgendwo im Körper eine muskuläre Imbalance besteht.

27. Längen des Psoas - A

Der Psoasmuskel (siehe Zeichnung) ist in der Kinesiologie dem Nierenmeridian zugeordnet. Die negative Emotion der Niere ist Furcht, die positiven Emotionen sind Stärke, Kraft und innere Struktur. Das heißt, daß wir mehr Mut zum Leben haben, wenn die Muskeln, die zum Nierenmeridian gehören, entspannt sind. Weiters trauen wir uns neue Dinge in Angriff zu nehmen und haben auch die Stärke, sie zu Ende zu bringen.

Das Längen des Psoas dient zur Balance der Atmung, verbessert die räumliche Wahrnehmung, zentriert uns und entspannt den Körper. Auch das Überqueren der Mittellinie beim Lesen fällt uns leichter. Diese Übung hilft uns beim Rechnen, Lesen und Sprechen.

Wir geben das rechte Bein nach vorne und winkeln es ab. Das linke Bein ist nach hinten ausgestreckt. Die Zehen des rechten Fußes zeigen nach vorne. Der linke Fuß wird nach außen gedreht, sodaß die Zehen nach links zeigen.

Der rechte Handrücken wird zur Stabilisierung auf die Innenseite des rechten Oberschenkels gelegt. Während der Oberkörper aufrecht bleibt, beugen wir das rechte Knie, bis wir eine Dehnung spüren. In dieser Stellung bleiben wir einige Atemzüge lang.

Danach wiederholen wir dasselbe mit dem anderen Bein.

Wir sollten unsere Psoasmuskeln abwechselnd 5- bis 10mal längen.

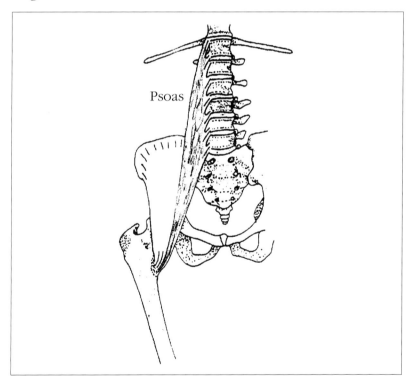

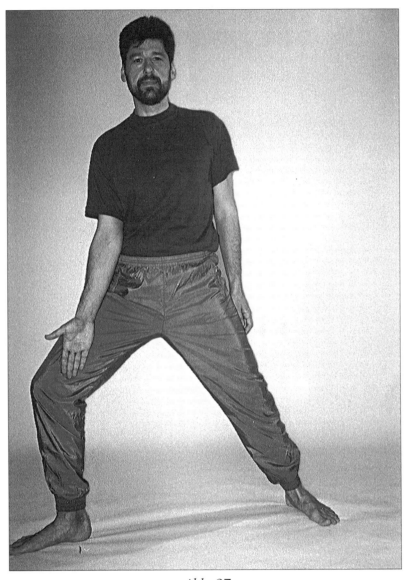

Abb. 27

28. Längen des Psoas - B

Die Wirkung dieser Übung ist 3mal stärker als das Längen des Psoas – A, jedoch brauchen wir dazu unbedingt ein gutes Stehvermögen. Daher sollten wir vorher Psoas – A trainieren, bevor wir uns an die B-Version heranwagen. Psoas B balanciert zusätzlich den Lendenwirbelsäulenbereich. Die Nerven in der Wirbelsäule werden stimuliert, die Atmung und die körperliche Motorik werden verbessert.

Das linke Bein ist rechtwinkelig gebeugt. Die Fußsohle steht flach auf dem Boden. Das rechte Bein ist weit nach hinten gestreckt, und wir stehen auf den gebeugten Zehen. Die Kniescheibe des rechten Beines ist knapp über dem Boden (Abb. 28 A).

Wir sollten in dieser Stellung eine Dehnung fühlen und atmen dabei 2mal in den Steißbein/Kreuzbeinbereich ein und aus.

Danach längen wir den Muskel der rechten Seite in gleicher Weise und wechseln die Seiten 2- bis 6mal.

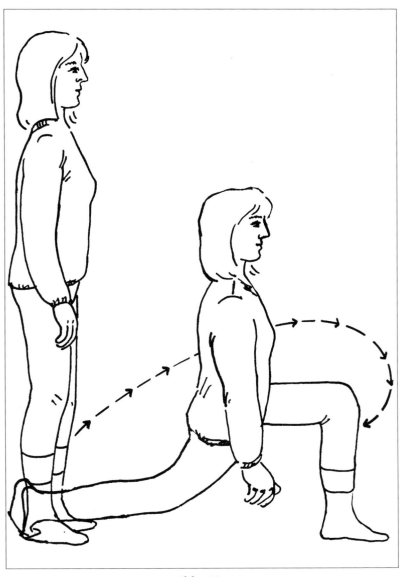

Abb. 28 A

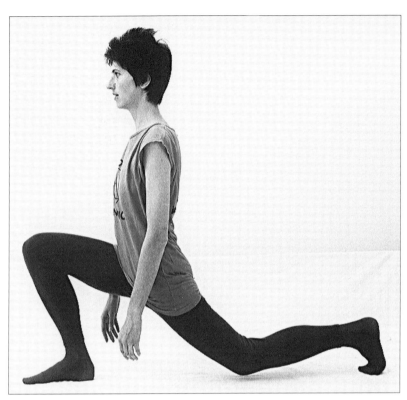

Abb. 28 B

29. Eule

Bei sitzenden Tätigkeiten, die länger dauern, verspannt sich oft der Schultergürtel. In dieser Situation ist die Eule eine wahre Erholung. Die Muskeln des Schultergürtels sind mit der Energie der Lunge verbunden. Die Eule entspannt die Schultermuskulatur und stärkt dadurch die Lungenenergie. Die Atmung wird aktiviert, ebenso die Rückenmarksflüssigkeit, die Augen- und Ohrenenergie. Daraus resultiert eine gesteigerte Denk- und Merkfähigkeit. Die Hand/Augen-Koordination verbessert sich, Konzentration und Rechnen fallen leichter.

Wir umfassen mit vier Fingern der rechten Hand den oberen Trapezius auf der linken Körperseite und drücken ihn sanft zusammen. Nun atmen wir ein (Abb. 29B).

Beim Ausatmen drehen wir den Kopf nach links und schauen wie eine Eule nach hinten über die Schulter (Abb. 29C). Beim Einatmen drehen wir den Kopf wieder nach vorne.

Beim neuerlichen Ausatmen drehen wir den Kopf nach rechts und schauen wie eine Eule nach hinten über die Schulter (Abb. 29D). Beim Einatmen drehen wir den Kopf wieder nach vorne. Beim Ausatmen bringen wir nun das Kinn sanft zur Brust und spüren dabei das Längen der Nackenmuskeln (Abb. 29E).

Den ganzen Vorgang wiederholen wir jetzt noch einmal und wechseln dann auf die andere Seite.

Es ist sinnvoll, die Eule abwechselnd 4- bis 8mal mit jeder Seite zu machen.

Hinweis: die Eule ist als **Gruppenübung** zum Abbauen von Streß geeignet. Sie fördert den Gemeinschaftsgeist und die Harmonie untereinander. Die Übung stimmt uns freundlich füreinander.

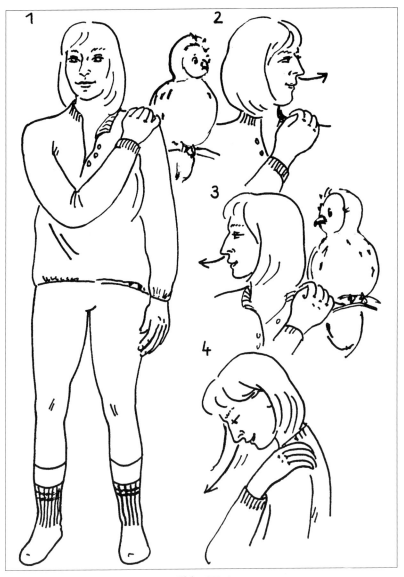

Abb. 29 A

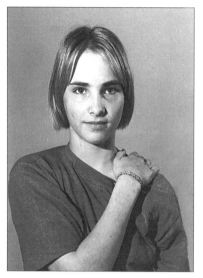

Abb. 29 B

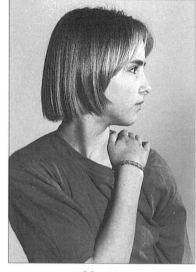

Abb. 29 C

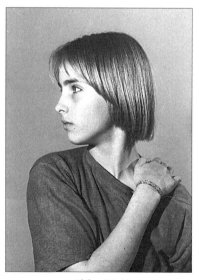

Abb. 29 D

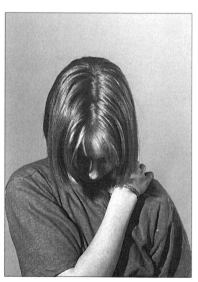

Abb. 29 E

30. Längen der Armmuskeln

Hier kommen wir nun zur besten Übung für unsere Feinmotorik. Sie dient auch der Balance des Schultergürtels, der Atmung und der Ohrenenergie. Das Längen der Armmuskeln verbessert die Sitzhaltung. Durch die Balance der Feinmotorik verhilft uns diese Übung zu einer besseren Schrift – (Schönschreiben).

Wir strecken den linken Arm zur Decke. Die Streckung geht aus der Hüfte heraus, als ob wir zur Decke greifen wollten.

Wir atmen ein. Beim jeweiligen Ausatmen dehnen wir den Arm nacheinander isometrisch in vier Richtungen. Die andere Hand übt beim Ausatmen den Gegendruck aus.

Richtungen: nach links (Abb. 30A),
nach hinten (Abb. 30B),
nach rechts (Abb. 30C),
nach vorne (Abb. 30D).

Danach längen wir auch die Muskeln des anderen Arms und führen diese Übung 4- bis 8mal im Wechsel aus. Die Einhaltung einer bestimmten Richtungsfolge ist nicht notwendig.

Hinweis: Das Längen der Armmuskeln eignet sich sehr gut als **Gruppenübung** vor Klassenarbeiten und sportlichen Wettkämpfen. Es macht die Muskeln fit, steigert die Beweglichkeit und baut Streß ab.

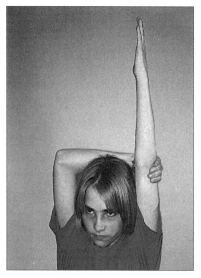

Abb. 30 A →

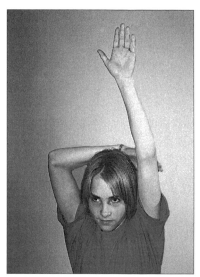

Abb. 30 B ↑

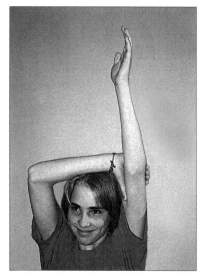

Abb. 30 C ←

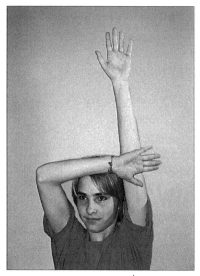

Abb. 30 D ↓

31. Längen der Unterschenkelmuskeln

Diese Übung ist eine gute Vorbereitung für sportliche Tätigkeiten, besonders Leichtathletik, Schwimmen, Tanzen und Ballett. Sie fördert die Feinmotorik für das Schreiben und verbessert die Konzentration. Die Knie und Beine werden entspannt, und die Rückenmarksflüssigkeit wird aktiviert.

Wir sitzen auf der Stuhlkante und legen ein Bein über das andere. Mit dem Daumen der einen Hand drücken wir den weichen Punkt unterhalb der Kniekehle. Der Daumen der anderen Hand drückt den Punkt am Ende der Wade (oberhalb des Knöchels), während wir den Fuß mehrmals auf- und abbewegen.

Danach wiederholen wir die Übung mit dem anderen Bein. Jede Seite sollte auf diese Weise 1 – 2 Minuten bewegt werden.

Hinweis: Zur besseren Entspannung der Unterschenkelmuskulatur empfiehlt es sich, die Punkte nach oben und unten entlang der Wade durchzugehen.

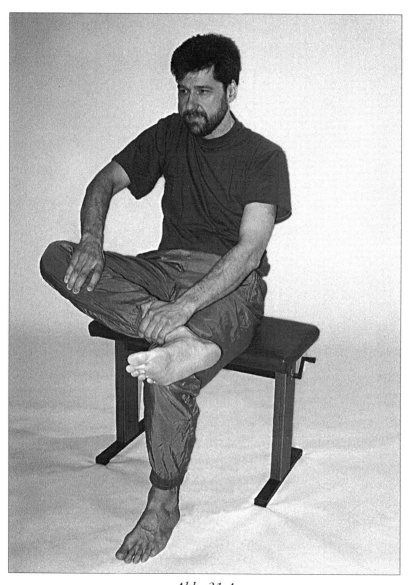

Abb. 31 A

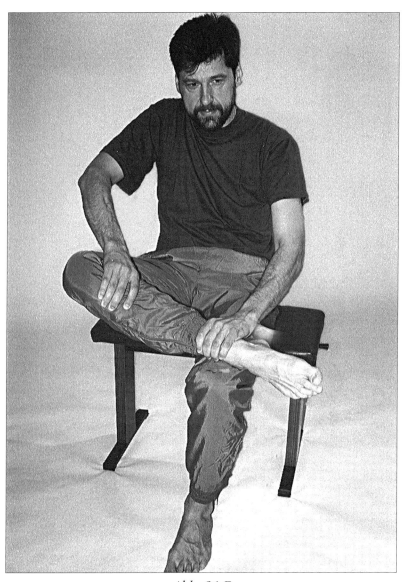

Abb. 31 B

32. Längen der Waden

Wenn wir diese Übung machen, wissen wir sofort, welche Muskeln wir im Laufe unseres Lebens übersehen und vernachlässigt haben – nämlich die Waden. Am Anfang kann es beim Längen der Waden zu leichten Schmerzen kommen, doch bei regelmäßiger Anwendung lassen sie nach kurzer Zeit nach.

Die Übung balanciert die Augen- und Ohrenenergie. Durch die verbesserte Atmung unterstützen wir den Körper bei sportlichen und tänzerischen Aktivitäten.

Wir stützen uns mit beiden Händen an der Wand oder an einem Tisch ab. Das linke Bein steht hinten, die Fußsohle ist flach auf dem Boden und das Knie gestreckt.

Mit aufrechtem Oberkörper verlagern wir das Gewicht auf das vordere, abgewinkelte Bein. Wir fühlen die Längung in der hinteren Wade, atmen aus und halten diese Position für zirka 5 bis 8 Sekunden. Danach wechseln wir die Beinstellung, ingesamt 5- bis 9mal.

Hinweis: Wir sollten darauf achten, daß der Oberkörper während der Übung aufrecht bleibt. Die Dehnung in der Wade wird durch das Beugen des vorderen Knies erreicht und nicht durch Abknicken des Rumpfes!

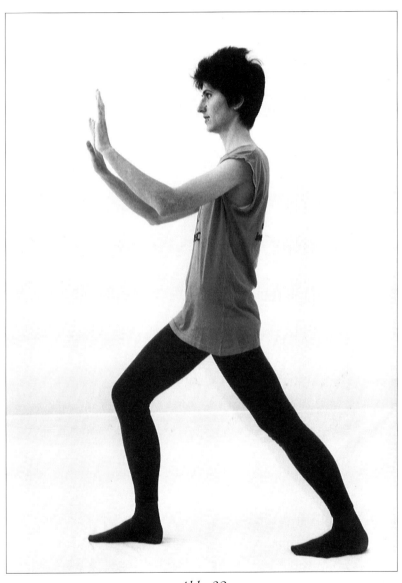

Abb. 32

33. Längen der Beinmuskeln

Diese Übung balanciert mehrere Fähigkeiten gleichzeitig. Sie fördert unseren Gleichgewichtssinn und integriert uns für langes Sitzen. Sie stärkt die Ohrenenergie, balanciert die Atmung und unterstützt uns beim Tanz und Sport.

Das Längen der Beinmuskeln ermöglicht uns auch klaren Ausdruck in unserer Sprache.

Wir stehen mit gekreuzten Beinen, sodaß sich die Fußaußenkanten berühren und die Zehen (möglichst) auf gleicher Höhe sind. Beim Einatmen heben wir die Arme hoch (Abb. 33A).

Beim Ausatmen beugen wir den Oberkörper mit gestreckten Armen nach vorne. In dieser Stellung drehen wir den Oberkörper sanft von einer Seite zur anderen, während die Arme eine zum Boden hin federnde Bewegung machen (Abb. 33B + C).

Durch das Strecken des vorderen Beines werden die hinteren Muskeln des rückwärtigen Beines gedehnt. Es ist nicht notwendig, daß das hintere Bein durchgedrückt wird.

Während wir einatmen, richten wir den Oberkörper wieder auf, wechseln die Beine und wiederholen die Übung. Es ist sinnvoll, diese Übung 5- bis 10mal im Wechsel durchzuführen.

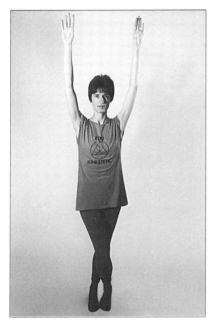

Abb. 33 A

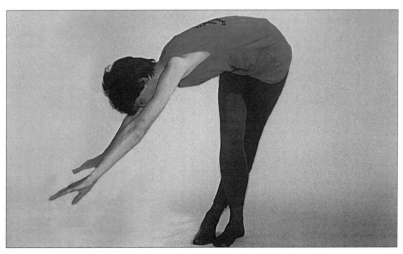

Abb. 33 B

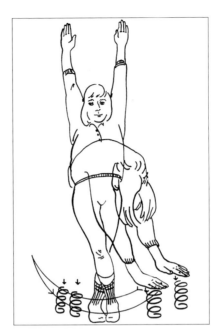

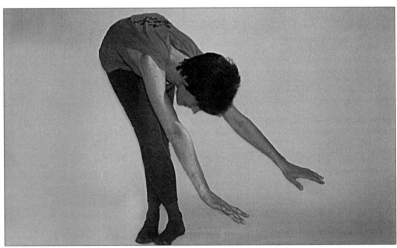

Abb. 33 C

3. Teil

Die Übungsfolgen aus der Praxis für die Praxis

Wenn Du die Übungen im einzelnen kennst (und kannst), gehst Du am besten zum regelmäßigen Turnen einer ausgesuchten Übungsfolge über.

Die Übungsfolgen auf den nächsten Seiten dienen dazu, die Energie des Körpers für ein bestimmtes Thema zu aktivieren.

Oftmals stellt sich bereits unmittelbar nach dem Turnen eine Verbesserung oder Erleichterung ein. Trotzdem mußt Du diese Übungsfolge regelmäßig über einen bestimmten Zeitraum hinweg auch tatsächlich machen! *Momentane Veränderung stabilisiert sich, wenn wir dieses Programm mindestens* **2mal täglich, mindestens 21 Tage** *lang turnen.*

Übungsfolgen *nur* im Notfall turnen, gleicht einem Ertrinkenden, der sich durch einen Strohhalm über Wasser halten kann. Die Aussicht, durch diesen Strohhalm jemals aus dem Wasser ins Trockene zu kommen, ist sehr gering.

Übungsfolgen *regelmäßig* turnen *und* bei einem akuten Problem den Körper mit einer *zusätzlichen* Übungsfolge zu unterstützen, steigert die Aussicht, festen Boden unter den Füßen zu bekommen, enorm.

Wenn Du etwas Bestimmtes vorhast, wie z. B. einen Besuch beim Zahnarzt, turnst Du eine passende Übungsfolge 2mal täglich bereits einige Tage *vor* dieser Situation. Ist sie vorüber, solltest Du das Programm noch 3 Tage lang weiterturnen. So kannst Du gemachte Erfahrungen aus dieser Situation (z. B. das nächste Mal eventuell früher zum Zahnarzt zu gehen) für Dein weiteres Leben nutzbar machen.

Diese bewußt verankerten Erfahrungen stehen Dir in ähnlichen späteren Situationen als positive Erinnerung zur Verfügung und helfen Dir, immer wieder und öfter richtig zu handeln. Du *reagierst* nicht mehr aus Deinem Kampf/Fluchtverhalten heraus, sondern *agierst* der Situation entsprechend mit klarem Verstand und Gefühl.

1. Zentrierung für einen guten Start in den Tag

Im Sport ist bekannt, daß es sehr leicht zu Verletzungen kommen kann, wenn wir nicht aufgewärmt sind.

Wir sollen uns für die Tätigkeiten des Tages ebenfalls aufwärmen und unsere Energien einschalten. Wenn wir diese Übungsfolge bereits am Morgen, gleich nach dem Aufstehen turnen, können wir zentriert durch den Tag gehen. Wir sind damit konfrontationsfähiger und nicht mehr so leicht aus der Ruhe zu bringen. Wir haben Mut, den neuen Tag zu **„erleben"**. Wir können Erfahrungen, die wir machen, leichter annehmen und daraus lernen. Aus Erfahrungen zu lernen, setzt voraus, daß wir nicht in „gut" und „schlecht" bewerten. Jede Erfahrung hat gute *und* schlechte Aspekte gleichzeitig.

Übungsfolge:
1. Erdknöpfe — 1 Minute halten
2. Raumknöpfe — 1 Minute halten
3. Augenachten — je 15mal
4. Bahnung der Seitigkeiten — laut Angabe
5. Nackenrolle — je 10mal

Wenn wir uns für den Tag aufgewärmt haben, können wir diese Zentrierung mit dem nachfolgenden Programm unterstützen. Denn ein Tag ist oftmals sehr lange und ereignisreich. Ihn gut zu überstehen, erfordert eine Balance für verschiedene Tätigkeiten gleichzeitig.

2. Erhaltung der Zentrierung

Wenn wir die Zentrierung für einen guten Start in den Tag gebahnt haben, können wir mit dieser Übungsfolge diese Zentrierung immer wieder erneuern und aktivieren. Besonders an herausfordernden Tagen können wir diese kleine Übungsfolge während des Tages 2- bis 3mal wiederholen. Sie ist kürzer, geht schneller und bringt uns eine Balance für den ganzen Tag.

Übungsfolge: 1. Erdknöpfe 30 Sekunden halten
2. Ohrenachten je 10mal
3. Cross Crawl mit Augenkreisen je 5 Kreise

3. Schüler sein und lernen können

In der Edu-Kinesthetik beschäftigen wir uns in erster Linie mit integriertem und streßfreiem Lernen. Daher ist es klar, daß die erste Übungsfolge für spezielle Tätigkeiten die Übungsfolge für *Schüler* ist.

In der Schule werden verschiedene Gegenstände *nacheinander* unterrichtet. Wir lernen Mathematik, Deutsch, Fremdsprachen nach einem Stundenplan. In der Schule wird das Lernen gebahnt, und wir werden auf das weitere Leben vorbereitet.

Das Lernen ist jedoch nicht zu Ende, wenn wir die Schule für immer verlassen. Im Gegenteil – dann geht es erst richtig los! Jetzt beginnt das wahre Lernen. Das bedeutet, daß die Schüler-Übungsfolge von ALLEN geturnt werden kann, damit sie im Leben weiterlernen. Denn im Leben gibt es keinen Stundenplan mehr!

Wir müssen alles, was wir in der Schule nacheinander lernten, jetzt nebeneinander und zur gleichen Zeit streßfrei anwenden können.

Ein guter Schüler ist jener Mensch, der Respekt seinen Mitmenschen gegenüber hat. Er ist in der Lage, Anweisungen durchzuführen, auch wenn er den höheren Blickpunkt des anderen noch nicht begreifen kann. Immer wieder werden wir aufgefordert, etwas zu tun, und oft erst Jahre später begreifen wir den Grund – und sind froh, dies damals schon gelernt zu haben.

Übungsfolge:
1. Erdknöpfe — 1 Minute halten
2. Augenachten — je 15mal
3. Ohrenachten — je 10mal
4. Cross Crawl mit Augenkreisen — je 5 Kreise
5. Längen der Armmuskeln — je 3mal

4. Für klares Denken

Klares Denken hat mehrere Aspekte. Es geht darum, daß wir *kreativ* denken. Das Gegenteil, grübelnd in der Ecke sitzen und stundenlang vor sich hinbrüten, bringt uns nur depressive Stimmungen und Ängste.

Klares Denken heißt auch, nach unseren Gedanken zu handeln. Wir müssen uns von unserer besseren Einsicht, die wir immer haben, leiten lassen können.

Übungsfolge:		
	1. Erdknöpfe	30 Sekunden halten
	2. Raumknöpfe	30 Sekunden halten
	3. Gleichgewichtsknöpfe	je 30 Sekunden halten
	4. Gehirnknöpfe	1 Minute reiben
	5. Denkmütze	10- bis 15mal
	6. Gähnen	(falls es nicht schon vorher passierte)

5. Für streßfreies Lernen und Studieren

Zum einen geht es darum, daß wir Lehrbücher streßfrei studieren können, zum anderen sollen wir sie auch unterhaltsam finden. Schließlich erweitern sie unseren Horizont.

Anderseits müssen wir konzentriert studieren und *nach* dem Studieren auch wirklich abschalten können. Nach der Zeit des Lernens sollen wir trotzdem noch aufnahmefähig für anderes sein. Damit genießen wir unsere Freizeit besser und erweitern unseren Horizont über das Studium hinausgehend.

Übungsfolge:		
	1. Gleichgewichtsknöpfe	je 30 Sekunden halten
	2. Positive Punkte	mindestens 1 Minute halten
	3. Sich überkreuz aufrichten	je 10mal
	4. Ohrenachten	je 10mal
	5. Bahnung der Seitigkeiten	laut Angabe
	6. Nackenrolle	10 – 15mal
	7. Eule	jede Seite 2mal

6. Für verständliches Buchstabieren, schnell und flüssig

In den USA werden an Schulen Wettkämpfe im Buchstabieren ausgetragen. Bei uns (in Deutschland und Österreich) sind wir das Buchstabieren nicht so gewöhnt. Daher bereitet es uns oftmals schon Streß, wenn wir am Telefon ein paar Namen buchstabieren müssen.

Generell ist es günstig, daß wir uns auch für seltener gebrauchte Tätigkeiten zentrieren. Diese Übungsfolge hilft uns dabei.

Übungsfolge:		
	1. Gehirnknöpfe	1 Minute reiben
	2. Denkmütze	10mal
	3. Ohrenachten	je 15mal
	4. Eule	je 2mal
	5. Kobra	3mal

7. Für schnelles Lesen und Verstehen

Hier gibt es mehrere Aspekte: Lesen und Verstehen beim Lernen und Studieren, im Beruf, bei der Freizeitbeschäftigung und zur Entspannung.

Beim Lernen, Studieren und im Beruf geht es darum, daß wir *schnell* lesen können und schon beim ersten Mal verstehen, worum es sich handelt. Oftmaliges Lesen kostet Zeit, im Beruf auch noch Geld. Lesen über längere Zeit soll uns auch nicht ermüden, denn wir erweitern damit unseren Horizont (falls die Leselektüre über die üblicherweise angebotenen Tageszeitungen hinausgeht).

Auch in unserer Freizeit sollen wir Bücher genießen können und uns gleichzeitig dabei entspannen. Viele Menschen benutzen sie jedoch als Schlafmittel. Der Satz: „Wenn ich abends zwei Seiten lese, schlafe ich am besten" ist vielen bekannt.

Beim Lesen ist die Fähigkeit, die Mittellinie streßfrei mit den Augen überqueren zu können, besonders wichtig. Die Übungsfolge hilft, unser Blickfeld rechts/links zu erweitern und an der **Mittellinie nicht abzuschalten.**

Übungsfolge:
1. Gehirnknöpfe — 30 Sekunden reiben
2. Wayne Cook — jede Phase 1 Minute
3. Augenachten — je 10mal
4. Ohrenachten — je 10mal
5. Bahnung der Seitigkeiten laut Angabe

Anmerkung: Ein 9jähriger Junge, der dieses Programm sechs Wochen lang regelmäßig übte, beschrieb die Veränderung beim Überqueren der Mittellinie folgend: „Ich merke nicht, daß sich etwas verbessert hat. . . . das einzige, ich kann jetzt von meinem Nachbarn besser abschreiben!"

8. Lesen, Begreifen und Anwenden

Die Stufe, die nach dem Verstehen kommt, ist die des Begreifens. Zum einen geht es darum, den *inneren Gehalt* des Gelesenen erkennen und zum anderen auch verarbeiten zu können. Das können wir dann dem bereits vorhandenen Wissen angliedern und in die Praxis umsetzen.

Es ist möglich, sich auch durch *Lesen* zu balancieren. Wie oft verändert ein Absatz in einem Buch einen festgefahrenen Blickpunkt. Die neue Einsicht umgesetzt, verändert oft ein Leben. Doch die Voraussetzung für die Balance durch Lesen ist, daß unser Körper bei dieser Tätigkeit nicht abschaltet. Denn im abgeschalteten Zustand können wir die Botschaft zwischen den Zeilen nicht wahrnehmen.

Wolfgang v. Goethe:

Wie anders tragen uns die Geistesfreuden von Buch zu Buch, von Blatt zu Blatt. Da werden Winternächte hold und schön. Ein selig Leben wärmet alle Glieder und ach, entrollst du gar ein würdig Pergamen, so steigt der ganze Himmel zu dir nieder.

Die folgende Übungsfolge hilft uns bei der Verarbeitung von Gelesenem und läßt uns im Begreifen und Anwenden wachsen.

Übungsfolge:		
	1. Gehirnknöpfe	1 Minute reiben
	2. Längen der Beinmuskeln	je 3mal
	3. Längen des Psoas A (oder B)	je 3mal
	4. Augenachten	je 15mal
	5. Nackenrolle	je 10mal

9. Für ausdrucksvolles Vorlesen

Haben wir uns schon einmal Gedanken darüber gemacht, welche einzelnen Funktionen des Körpers in der Balance sein müssen, um überhaupt lesen zu können?

Das Auge nimmt zunächst Zeichen wahr, die wir im Gehirn zu Worten zusammensetzen müssen. Mehrere Worte zusammen ergeben Sätze, die Sätze ergeben dann einen Inhalt. Wir müssen nicht nur jeden Satz verstehen können, sondern durch das Zusammensetzen der einzelnen Sätze auch den geistigen Inhalt davon begreifen.

Beim Vorlesen kommt ein wesentlicher Aspekt dazu, nämlich das ausdrucksvolle Vorlesen. Ausdruck im Vorlesen haben bedeutet, daß wir mit der richtigen Stimme und Betonung die Hinhörer bis zum letzten Wort aufmerksam sein lassen können. Wir sehen, daß sehr viele Funktionen gleichzeitig eingeschaltet sein müssen, um ausdrucksvoll vorlesen zu können. Vorlesen ist nicht nur für Schüler und Großeltern wichtig, sondern auch für Menschen, die generell ausdrucksvoll reden müssen – berufsbedingt.

Sehen wir uns an, was beim Vorlesen geschieht: Die Schwingung unseres Wortes setzt im Gehirn eines anderen Menschen durch Emotionen ein ganz bestimmtes Bild frei. Viele Hinhörer hören denselben Text – und jeder hat ein anderes Bild. Nur dann, wenn wir vom Aufnehmen der Zeichen bis zur ausdrucksvollen Stimme alles in der Balance haben, ist der Hinhörer interessiert und in seinen eigenen Emotionen frei. So kann er sich tatsächlich mit dem Inhalt des Vorgelesenen auseinandersetzen und muß sich nicht mit dem Streß des Vorlesenden abgeben. Wenn wir für das Vorlesen nicht eingeschaltet sind, wird aus einem interessierten

HINhörer innerhalb kürzester Zeit ein geistig abwesender ZUhörer.

Wenn wir uns für das Vorlesen balancieren, werden wir zu einem begehrten und ansprechenden Vortragenden.

Übungsfolge:		
	1. Gehirnknöpfe	30 Sekunden halten
	2. Gähnen	2- bis 3mal
	3. Sich überkreuz bewegen – Jazzgymnastikstil	2 Minuten
	4. Augenachten	je 15mal
	5. Sich überkreuz aufrichten	5- bis 8mal
	6. Nackenrolle	je 10mal
	7. Längen des Psoas A (oder B)	je 3mal

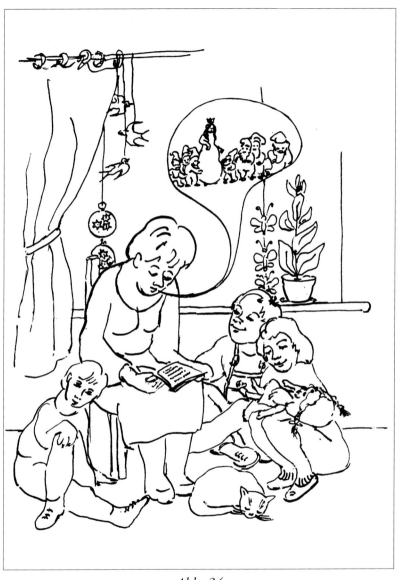

Abb. 34

10. Für flüssiges Schreiben

Schönschreiben ist eine Kunst, die nur wenige Menschen beherrschen – trotzdem hat Schönschreiben noch lange nichts mit flüssigem Schreiben zu tun. Beim flüssigen Schreiben müssen viele Tätigkeiten, wie beim Vorlesen, ebenfalls *gleichzeitig* laufen:

Als erstes muß natürlich die *Feinmotorik* eingeschaltet sein. Das bedingt, daß die verschiedenen Muskeln und Sehnen – nicht nur der Schreibhand(!) – in der Balance sind.

Dann müssen wir *klare Gedanken* und *Kreativität* haben.

Gleichzeitig sollte uns auch die *Analytik* zur Verfügung stehen – denn sie hilft uns, die guten Gedanken in klarer Schrift zum Ausdruck zu bringen.

Zu guter Letzt sollte auch das *Schriftbild* für den Leser ansprechend sein.

Übungsfolge:		
	1. Gähnen	2- bis 3mal
	2. Augenachten	je 15mal
	3. Cross Crawl mit Augenkreisen	je 5mal
	4. Längen der Armmuskeln	je 3mal
	5. Längen der Waden	je 3mal
	6. Liegende Achten für das Schreiben	jede Variante 20- bis 30mal

11. Für müheloses Rechnen

Viele Menschen plagten sich sehr in ihrer Schulzeit mit Mathematik. Daher ist „Mathematik" für jene Erwachsenen heute noch immer ein Reizwort, bei dem sie abschalten. Abschalten heißt, daß der emotionale Streß so groß wird, daß wir die Fähigkeit, klaren Ausdruck im Rechnen zu haben, verlieren.

Wir haben in der Schule zwar Rechnen gelernt, das heißt aber noch lange nicht, daß wir Mathematik auch *anwenden* können. Tagtäglich ist es zu erleben, wie es ist, wenn Leute mit Geld rechnen müssen. Emotionen kommen mit ins Spiel, und das Rechnen wird zur Plage. Müheloses Rechnen bedeutet im Alltag z. B. einen Geldschein sehen und klar rechnen können, ohne daß uns die Emotionen dabei einen Streich spielen.

Übungsfolge:		
	1. Gehirnknöpfe	1 Minute reiben
	2. Spiegelbildliches Malen	ca. 2 Minuten
	3. Ohrenachten	je 15mal
	4. Eule	3mal
	5. Nackenrolle	10mal
	6. Längen der Armmuskeln	3mal
	7. Längen der Waden	3mal

12. Für klaren Ausdruck und hinhören können

Oft heißt es : „Nun hör mir doch endlich einmal zu!" Das macht unser Gegenüber dann auch – es hört im wahrsten Sinne des Wortes nämlich wirklich ZU. Die Ohren sind geschlossen. Wenn wir jemandem etwas mitteilen wollen, sollten wir darauf achten, daß er ein HINhörer ist. *Damit* er das sein kann, müssen wir uns klar ausdrücken können.

Klarer Ausdruck und Hinhören haben verschiedene Komponenten: Normalerweise ist es so, daß wir, während jemand mit uns spricht, gleichzeitig „Munition" gegen ihn sammeln. Unser Bestreben ist es nun, ihm das direkt zurückzugeben. Wir lassen den anderen nicht ausreden, unterbrechen ihn und reden sofort zurück.

Einerseits sollen wir einen klaren Ausdruck in der Sprache haben, anderseits sollen unsere Emotionen so in der Balance sein, daß wir den anderen auch ausreden lassen können. Nur so können wir alle Informationen bekommen. Wenn wir Leute ausreden lassen, klären sich in der Zwischenzeit viele Fragen von alleine.

Übungsfolge:		
	1. Wayne Cook	je 1 Minute
	2. Denkmütze	10mal
	3. Ohrenachten	15mal
	4. Bahnung der Seitigkeiten	laut Angabe
	5. Eule	3mal

13. Für streßfreie Prüfung

Allein das Wort „Prüfung" ist schon ein Streßauslöser. Prüfungen finden nicht nur in der Schule statt. Wir sind unser ganzes Leben immer wieder irgendwelchen Prüfungen ausgesetzt.

Lernen und Prüfungen stehen eng zusammen. Wie oft kommt es vor, daß wir alles gelernt haben und trotzdem bei der Prüfung total versagen. Wenn der Streß bei der Prüfung zu groß wird, können wir nicht mehr klar denken. Ist alles vorüber, könnten wir die Fragen beantworten – doch leider ist es zu spät.

Wenn uns die linke und die rechte Gehirnhälfte immer *gleichzeitig* zur Verfügung steht, sind wir während einer Prüfung zwar aufgeregt, aber wir schalten nicht ab. Dadurch können wir auch das Gelernte zum Ausdruck bringen und anwenden (natürlich nur, wenn wir tatsächlich gelernt haben!).

Wenn die Schule vorbei ist, werden wir den Prüfungen des Lebens ausgesetzt. Dies sollten wir bedenken, wenn wir die Schulzeit bereits hinter uns haben.

Übungsfolge:
1. Wasser trinken
2. Positive Punkte — mindestens 3 Minuten
3. Gleichgewichtsknöpfe — je 30 Sekunden
4. Wayne Cook — je 1 Minute
5. Ohrenachten — 10mal
6. Bahnung der Seitigkeiten — laut Angabe
7. Längen der Beinmuskeln — 3mal
8. Sich überkreuz aufrichten — 5- bis 10mal
9. Bauchatmen A – im Liegen 21mal

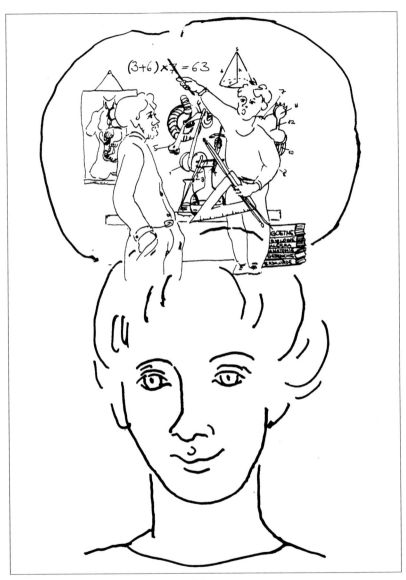

Abb. 35

14. Für Freude beim Sport

In unserer heutigen Zeit entscheiden im Hochleistungssport tausendstel Sekunden über die Form des Sportlers. Auch Amateure betreiben ihren Sport immer profimäßiger und trimmen sich in Richtung Hochleistung. Die Freude, die Sport eigentlich machen soll, ist in der Zwischenzeit abhanden gekommen. Diese Übungsfolge hilft uns, die Freude beim Sport zu behalten, weil wir einfach die richtige Distanz dazu haben.

Profis sollten, auch wenn sie einen Wettkampf verloren haben, trotzdem eine stille Freude wahrnehmen können – die Freude darüber, lebendig und beweglich zu sein.

Übungsfolge:		
	1. Raumknöpfe	1 Minute halten
	2. Gleichgewichtsknöpfe	je 30 Sekunden halten
	3. Sich überkreuz bewegen – Jazzgymnastikstil	mindestens 2 Minuten
	4. Schaukel C	15mal
	5. Bahnung der Seitigkeiten	laut Angabe
	6. Kobra	5mal
	7. Längen der Beinmuskeln	5mal

15. Fokussierung – die Fähigkeit, aufmerksam sein zu können

In der Edu-Kinesthetik spielt die Fokussierung eine große Rolle. Fokussierung bedeutet, daß wir uns voll auf einen Punkt konzentrieren können und gleichzeitig unsere Umgebung wahrnehmen können. Es gibt 2 Arten der Fokussierung:

1. Bei der *Überfokussierung* ist es so, daß wir nur einzelne Teile wahrnehmen und die große Perspektive verlieren. Wir stehen sozusagen zu nahe vor der Wand und können daher nicht erkennen, wo die Türe ist.

2. Bei der *Unterfokussierung* nehmen wir nur die große Perspektive wahr, aber keine Details. Beispiel: manche Kinder können sich nicht auf ihre Aufgabe konzentrieren, wenn ein anderes Kind im selben Raum ist. Sie lassen sich sehr leicht ablenken.

Übungsfolge:		
	1. Raumknöpfe	1 Minute halten
	2. Gleichgewichtsknöpfe	je 30 Sekunden halten
	3. Augenachten	15mal
	4. Ohrenachten	10mal
	5. Nackenrolle	10mal
	6. Sich überkreuz bewegen – Radfahrstil	mindestens 30mal
	7. Eule	3mal
	8. Längen der Waden	3mal

16. Für produktives Arbeiten mit der Schreibmaschine und am Computer

Grundsätzlich ist der Streß in Räumen mit Computern und Schreibmaschinen schon größer als in anderen Zimmern. Es ist ja allgemein bekannt, daß Bildschirmarbeit ganz schön an unserer Energie zehrt, die Augen sind davon am meisten betroffen.

Wenn wir an einem Tag selber nicht gut drauf sind, betätigen wir auf diesen Geräten mehr die Lösch- und Korrekturtaste als an anderen Tagen.

Diese Übungsfolge kann uns stabil machen für diese Arbeit. Darüber hinaus können wir in unserer Tätigkeit wesentlich *länger kreativ* bleiben.

Wir fühlen uns auch am Abend nicht ausgelaugt, und die Augen werden uns die energetische Unterstützung durch klare Sicht danken

Übungsfolge:
1. Wasser trinken
2. Gehirnknöpfe — 1 Minute reiben
3. Wayne Cook — je 1 Minute
4. Cross Crawl mit Augenkreisen — je 5 Kreise
5. Augenachten — 15mal
6. Nackenrolle — je 15mal
7. Längen der Waden — 3mal
8. Längen der Armmuskeln — 3mal
9. Ohrenachten — 15mal

17. Für die Balance der persönlichen Ökologie

Die persönliche Ökologie ist ein Begriff aus der Kinesiologie. Sie umfaßt Gebiete wie z. B. streßfreie Nahrungsaufnahme, Stabilsein gegenüber emotionalen und klinisch nachweisbaren Allergien. Mit Anforderungen konfrontiert werden können, die die Umwelt an uns stellt, ist ebenfalls ein Bereich der persönlichen Ökologie.

Manchmal gibt es Tage, wo eines zum anderen kommt und wir schier am Verzweifeln sind. Wir kommen zerschlagen von der Arbeit nach Hause, fühlen uns von der Familie genervt und fallen todmüde ins Bett. Meistens bringt auch der Schlaf nicht die erhoffte Regeneration, und am nächsten Morgen geht derselbe Trott wieder los.

Die Wirkung der Übungsfolge geht über zwei Stufen: zuerst hilft sie uns, für diese besonderen Tage streßstabil zu werden. Wenn wir weiter üben, werden solche Tage immer seltener. Kommt wieder einmal alles zusammen, sind wir in der Lage, diesen Tag ohne großen Energieverlust zu meistern.
Wir bringen nicht nur unsere Arbeit gut über die Runden. Wir verbringen auch unsere Freizeit sinnvoll und kreativ.

Die Balance der persönlichen Ökologie ist sehr wichtig, um unser Leben zu leben und nicht ständig ums Überleben kämpfen zu müssen! Folgendes unterstützt uns dabei:

Übungsfolge: 1. Gleichgewichtsknöpfe je 30 Sekunden
2. Positive Punkte mindestens
2 Minuten halten
3. Wayne Cook je 1 Minute
4. Augenachten 15mal
5. Schaukel B + C je 15mal
6. Cross Crawl/
Radfahrstil 50mal
7. Längen der Waden 3mal

18. Für Reisen mit dem Bus, Auto oder Flugzeug

Früher machte man Urlaub im Bayrischen Wald oder in Italien. Diese Auslandsfahrt galt schon als etwas Besonderes.

Heute fahren wir für zwei Wochen nach Asien und verbringen den Urlaub in Ceylon, Indien oder in der Karibik. Das Angebot von Fernreisen wird von Jahr zu Jahr mehr in Anspruch genommen. Auch Menschen, die von ihrer Energie überhaupt nicht in der Lage sind, die Zeit- und Kostumstellung gut durchzustehen, unternehmen solche Reisen. Lange nach ihrer Rückkehr laborieren sie noch daran.

Warum?

Bei diesen Fernreisen überschreiten wir einige Zeitzonen und bringen damit unsere innere Uhr aus der Balance. Das sogenannte *Jetlag* ist besonders dem fliegenden Airline-Personal bekannt – diese Leute sind oft müde, haben Probleme beim Aklimatisieren und wachen mitternachts auf und wollen frühstücken.

Die Reise-Übungsfolge hilft uns, Bus-, Auto- und Flugreisen gut zu überstehen. Der Streß, der mit einer Reise immer für den Körper verbunden ist, wird gemildert.

Vor Reiseantritt und *nach der Ankunft* am Zielort:

	1. Erdknöpfe	1 Minute halten
	2. Raumknöpfe	1 Minute halten
	3. Gleichgewichtsknöpfe	je 30 Sekunden halten
	4. Gehirnknöpfe	1 Minute massieren
	5. Denkmütze	15mal
	6. Ohrenachten	15mal
	7. Cross Crawl mit Augenkreisen	6 bis 10 Kreise in jede Richtung
	8. Nackenrolle	je 10mal

Zusätzlich sollte die Übungsfolge mindestens 2–4mal während der Reise geturnt werden.

Wir wünschen Dir eine schöne Reise und einen erholsamen Urlaub!

Hinweis: Wenn Du den Körper beim Reisen in andere Zeitzonen unterstützen willst, muß eine *individuelle Umstellung der Meridianuhr* erfolgen. Es ist unmöglich, dies in einer allgemein gültigen Übungsfolge abzuhandeln. Bei Interesse melde Dich, bitte.

Die Balance der inneren Uhr ermöglicht den Organen, im jeweiligen Land der Zeit entsprechend zu funktionieren. So haben wir mehr vom Urlaub. Gehören wir zum fliegenden Personal, sind wir wach im Beruf und müssen die Freizeit nicht ausschließlich mit Regeneration verbringen.

19. Für flottes Aufstehen

Eigentlich ist es ganz natürlich, morgens flott aus dem Bett zu kommen. Doch vielen Menschen gelingt es einfach nicht. Diese Übungsfolge unterstützt den Wunsch, beim Aufstehen auch schon tatsächlich munter zu sein.

Übungsfolge: *noch im Bett liegend*
1. Gehirnknöpfe   2- bis 3 Minuten reiben
2. Raumknöpfe   1 Minute halten
3. Denkmütze   10mal

nun bitte auf die Bettkante setzen zum –
4. Wayne Cook   jede Phase 1 Minute
5. Gähnen   2- bis 3mal

jetzt bitte aufstehen für die restlichen Muntermacher!
6. Augenachten   15mal
7. Längen der
   Beinmuskeln   3mal
8. Cross Crawl mit
   Augenkreisen   je 5 Kreise

„Guten Morgen!"

20. Geduldig warten können

Geduldiges Warten ist eine hohe Kunst – nur wenige Menschen beherrschen sie wirklich. Wir haben es eilig, weil wir zu spät aufstanden. Manche werden hastig, wenn sie nach einem langen Arbeitstag endlich nach Hause kommen wollen. Wenn wir uns zuviel vornehmen und erkennen, daß wir das Pensum nicht schaffen, bricht plötzlich die Hektik aus, wenn wir warten müssen.

Gerade in solchen Momenten ist Geduld angesagt, denn bekanntlich geht es nicht schneller, wenn wir drängeln. Das Gegenteil tritt eher ein. Man muß sich entschuldigen oder antwortet patzig, wenn ein anderer Mensch seinen Unmut über unsere Eile kundtut.

Im Grunde genommen sind wir durch Geduld am schnellsten. Wenn wir dabei noch gleichzeitig erkennen, daß wir die Zeit des Wartens für die innere Sammlung verwenden können, sind wir zentriert für unser Tun und atmen gut durch.

Übungsfolge:		
	1. Erdknöpfe	1 Minute halten
	2. Gleichgewichtsknöpfe	je 1 Minute halten
	3. Bauchatmen B – im Stehen	4mal
	4. Denkmütze	15mal
	5. Nackenrolle	2mal

21. Klare Entscheidungen treffen

Wenn die Gehirnintegration fehlt und wir wenig Energie haben, sind wir nicht fähig, Entscheidungen zu treffen, dahinter zu stehen und sie auch durchzuführen. Heute tun wir vom Gefühl her das, morgen fragt uns der eigene Verstand. „Glaubst du, war das richtig?", und schon sind wir wieder verunsichert.

Entscheidungen treffen beginnt bei Kleinigkeiten wie z. B. bei der Wahl der heutigen Kleidung. Besonders bei Frauen kommt es häufig vor, daß sie vom Aufstehen bis zum Verlassen des Hauses morgens 3mal umgezogen sind.

Es geht weiter, wenn jemand vor uns steht und sich nicht entscheiden kann, ob er das Dinkelbrot oder doch lieber das Leinsamenbrot kaufen soll. Alltägliche Dinge zu wählen, bereitet oft schon Streß. Wie geht es uns dann erst bei schwerwiegenden Entscheidungen (z. B. Berufswahl, Arbeitsplatz, Partner etc.)?

Menschen sind trotz schwerer Krankheit nicht bereit, sich für Gesundsein zu entscheiden. Denn dementsprechend anders müßten sie dann leben! Aber *wir* wollen es doch erst gar nicht so weit kommen lassen, oder?

Bei wichtigen, lebensverändernden Entscheidungen stehen uns viele Wenn und noch mehr Aber im Weg. Um ja nichts falsch zu machen, tun wir gar nichts!

Sich *nicht* zu entscheiden, ist viel schlimmer, als wenn wir uns falsch entschieden haben. Stellt sich nämlich eine Entscheidung im nachhinein als nicht gut heraus, haben wir zumindest eine Erfahrung gemacht, die uns bei der nächsten Wahl unterstützen wird (vorausgesetzt, wir lernen aus Erfahrungen!).

Manchmal treffen wir Entscheidungen zu spät oder andere haben sie bereits für uns getroffen. Das paßt ja vielen Menschen überhaupt nicht! Damit wir in Zukunft an den Kreuzungen des Lebens wissen, was wir tun sollen, turnen wir nachstehendes Programm und erleben, wie wir plötzlich immer öfter und selbstverständlicher klare Entscheidungen treffen werden.

Übungsfolge:		
	1. Denkmütze	10mal
	2. Positive Punkte	1 Minute halten
	3. Wayne Cook	je 1 Minute
	4. Schaukel A + B	je 15mal in jede Richtung
	5. Bauchatmen A – im Liegen	21mal
	6. Sich überkreuz bewegen – Radfahrstil	50mal
	7. Augenachten	15mal
	8. Bahnung der Seitigkeiten	laut Angabe
	9. Längen der Beinmuskeln	je 3mal

22. Spontanität – schnell und geistesgegenwärtig handeln

Viele Situationen im Leben erfordern schnelles und geistesgegenwärtiges Handeln:

Wir rufen jemanden an, es meldet sich der Anrufbeantworter – und plötzlich wissen wir nicht, was wir sagen wollten und legen einfach auf.

In der Schule wird eine Arbeit angekündigt, die wir vergessen haben. Trotzdem sollen wir sie jetzt schreiben.

Der Chef gibt eine neue Anweisung. Ein Mensch steht in der Tür und will uns etwas verkaufen. Wir werden Zeuge bei einem Unfall und sollen nun den Verletzten helfen etc.

Diese Übungsfolge unterstützt die Spontanität, die wir im Leben immer wieder brauchen. Nicht reflexhafte Reaktionen, sondern wohlüberlegtes Handeln zeichnet die Qualität der Sponantität aus!

Übungsfolge:		
	1. Erdknöpfe	1 Minute halten
	2. Denkmütze	10mal
	3. Raumknöpfe	1 Minute halten
	4. Sich überkreuz bewegen – Radfahrstil	50mal
	5. Schaukel A + B	je 15 Kreise pro Richtung

23. Entspannt zum Arzt gehen

Generell ist der Besuch beim Arzt immer etwas Besonderes! Zum einen befinden wir uns durch Beschwerden und Schmerzen in einem Streßstadium. Zum anderen haben wir auch eine Erwartungshaltung, wenn wir zum Arzt kommen. Wenn Patienten lange herumreden, weil sie nicht wissen, was sie eigentlich sagen wollen, dauert es relativ lange, bis der Arzt etwas finden kann.

Bereiten wir uns durch die Übungsfolge auf den Arztbesuch vor, können wir dem Doktor in kurzen klaren Worten erklären, worum es sich handelt. So kann er uns mehr über uns sagen und findet auch einfacher die richtige Therapie.

Die Übungsfolge bereitet uns auch für spontane Anwendungen oder Eingriffe beim Arzt vor. Wenn ein Zahnarzt z. B. meint, ein Loch im Zahn sofort zu plombieren, bitten manche Patienten um einen neuen Termin – denn darauf sind sie heute noch nicht vorbereitet, der Streßgrad ist im Moment noch zu hoch. Die Terminverschiebung verzögert aber oftmals den Heilungsprozeß enorm. Daher sollten wir *vor* dem Arztbesuch ein paar Minuten für die energetische Vorbereitung verwenden. So sind wir für das Bevorstehende besser gerüstet und auch schmerzstabiler.

Übungsfolge:		
	1. Wasser trinken	2 Gläser
	2. Gehirnknöpfe	1 Minute reiben
	3. Positive Punkte	1 Minute halten
	4. Raumknöpfe	1 Minute halten
	5. Nackenrolle	je 15mal
	6. Schaukel A + B	je 20 Kreise
	7. Cross Crawl mit Augenkreisen	15mal

24. Sich entspannen können und sinnvoller Freizeitbeschäftigung nachgehen

Es ist wichtig, daß wir neben den täglichen Pflichten Zeit und Energie für andere Interessen aufbringen können. Die Beschäftigung in der Freizeit – auch Hobby genannt, soll Freude machen und gleichzeitig Erholung von der Arbeit sein. Doch wie sieht die Praxis aus?

Wir wollen etwas Bestimmtes tun, trauen es uns aber nicht zu. Haben wir endlich ein Hobby gefunden, macht es zeitweise großen Spaß. Doch an manchen Tagen kann es auch zur leidigen Pflicht werden.

Diese Übungsfolge eignet sich hervorragend, sich für das, was wir tun wollen, einzuschalten.

Übungsfolge:		
	1. Gleichgewichtsknöpfe	je 1 Minute halten
	2. Spiegelbildliches Malen	2 Minuten
	3. Wayne Cook	jede Phase 1 Minute
	4. Kobra	2mal
	5. Schaukel A	15mal
	6. Längen der Beinmuskeln	je 3mal
	7. Ohrenachten	15mal

25. Gut organisiert sein

Der hohe Konsumstandard in Familien zwingt oft beide Elternteile, arbeiten zu gehen. Gerade in so einer Situation ist es besonders wichtig, gut organisiert zu sein. Sonst bleibt immer jemand aus der Familie auf der Strecke.

Nur wenigen Menschen ist bewußt, daß die Arbeit einer *Hausfrau* einen hohen Stand neurologischer Organisation erfordert. In Betrieben wird viel Zeit für eine gute Planung aufgewendet, das Erfüllen des Planes ist dann eine relativ einfache Sache.

Die Übungsfolge hilft, die verschiedenen Abläufe, die ein Familienleben ausmachen, zu organisieren und zu koordinieren. Einkaufen, putzen, waschen, kochen, Kinder betreuen, in die Arbeit gehen, Elternabende besuchen und Familienfeste feiern, sind nur *ein* Teil. Doch meistens sind Frauen damit so ausgefüllt, daß für den anderen Teil keine Zeit und Energie mehr bleibt. Welcher Teil das ist?

Ganz einfach! Zeit für sich selbst zu haben und für den Mann trotz Kinder und vieler Arbeit eine anziehende Frau zu bleiben (oder wieder zu werden).

Übungsfolge:		
	1. Gleichgewichtsknöpfe	je 1 Minute
	2. Bauchatmen A – im Liegen	21mal
	3. Nackenrolle	15mal
	4. Schaukel – C	10- bis 15mal
	5. Sich überkreuz aufrichten	5- bis 10mal
	6. Ohrenachten	15mal

26. Konfrontationsfähig sein und Klärung herbeiführen

Bei bestimmten Gesprächsthemen fühlen wir, daß es heikel für uns wird. Dies löst natürlich Streß aus, der Körper reagiert durch Kampf- oder Fluchtverhalten. Beispiele für
1. Kampfverhalten: wir verteidigen z. B. falsche Konzepte,
   wir lassen den anderen nicht ausreden,
   wir sammeln sofort ohne *hin*zuhören Gegenargumente.
2. Fluchtverhalten: wir vergessen unsere guten Argumente, weil wir plötzlich „sprachlos" sind,
   wir gehen der Situation durch logische Erklärungen (z. B. „Jetzt habe ich keine Zeit dafür.") aus dem Weg.

Im Kampf/Fluchtverhalten reagieren wir immer irgendwie, nur nicht so, daß Klärung entstehen kann. Die Übungsfolge hilft uns, konfrontationsfähig zu sein und Konflikte dort zu lösen, wo sie gelöst werden müssen, um Klarheit zu schaffen.

Während wir die Übungen turnen, können wir in Gedanken die Situation durchgehen und uns dafür zentrieren.

Übungsfolge:		
	1. Gähnen	6mal
	2. Wayne Cook	jede Phase 1 Minute
	3. Cross Crawl/ Radfahrer	25mal
	4. Schaukel – C	10mal
	5. Bahnung der Seitigkeiten	laut Angabe

27. Den Körper für Essen und Verdauen vorbereiten

Essen ist nicht nur Nahrungsaufnahme, sondern auch Genuß. Doch so mancher Genuß hat Folgen, die sich z. B. durch Allergie, Müdigkeit oder Gewichtsprobelme zeigen. Ein Körper, der wenig Energie hat, kann die wertvollste Nahrung nicht wirklich verdauen. Diese Übungsfolge aktiviert unsere Energie so, daß die Verbrennungs- und Ausscheidungsvorgänge im Körper besser funktionieren. Erst so wird auch die Nahrung zu einem wahren Energielieferant. Die beste Nahrung kann nicht genützt werden, wenn der Körper nicht in der Lage ist, die Inhaltsstoffe aus der Nahrung für sich nutzbar zu machen. Daher ist es wichtig, daß wir *vor* dem Essen dem Körper die Energie zur Verfügung stellen, die er für das richtige Verdauen benötigt.

Die Vorteile:

1. Unser Suchtverhalten beim Essen hält sich in Grenzen, weil wir bewußter essen und nicht alles wahllos in uns hineinstopfen.

2. Die Wahrnehmung zu unserem Sättigungsgrad verbessert sich, wir beenden das Essen, weil wir satt sind und nicht, weil nichts Eßbares mehr am Tisch steht.

3. Die Nahrung wird vom Körper leichter und schneller verarbeitet.

4. Die oftmals bekannte Müdigkeit nach dem Essen bleibt aus.

Übungsfolge:		
	1. Gleichgewichtsknöpfe	je 1 Minute halten
	2. Wayne Cook	jede Phase 1 Minute
	3. Augenachten	10mal
	4. Cross Crawl mit Augenkreisen	je 10mal

28. Wir bekommen Besuch, wir besuchen

Beim Besuch unterscheiden wir zwischen Pflicht- und Neigungsbesuch.

Den Pflichtbesuch müssen wir machen oder entgegennehmen, weil wir nicht allein auf dieser Welt leben und mit anderen kommunizieren müssen. Beim Neigungsbesuch freuen wir uns, jemanden zu besuchen oder zu empfangen, weil wir gerne mit diesem Menschen zusammen sind.

Bei *beiden* Arten kommt Streß auf, denn zuviel Freude belastet unseren Körper ebenso wie das Gefühl, daß wir etwas über uns ergehen lassen.

Die Übungsfolge hilft uns, Pflicht- und Neigungsbesuche in der richtigen Form, mit Würde, Stil und dem richtigen Benehmen durchzuführen.

Übungsfolge: 1. Gehirnknöpfe   1 Minute rechts reiben
              2. Positive Punkte   1 Minute halten
              3. Cross Crawl –
                 Radfahrer   je 25mal

29. Der richtige Umgang mit TV und Video

Wir leben im Fernseh- und Video-Zeitalter. Langes Fernsehen belastet die Augen speziell und den ganzen Körper überhaupt. Dieses Wissen hat sich mittlerweile schon herumgesprochen.

Fernsehen ist bei Kindern besonders beliebt, und wir können es nicht immer vermeiden. Es kommt auch vor, daß wir uns etwas ansehen, obwohl wir es eigentlich gar nicht wollen. Wir haben einfach nicht die Kraft, uns zu erheben und etwas anderes zu tun. Die Übungsfolge können wir sogar während des Fernsehens machen – sie verhilft uns zum richtigen Umgang mit TV und Video.

Oft konfrontieren uns die Berichterstattung und viele Filme mit Themen, die wir nicht gleich und leicht verdauen können. Horror, Negativberichterstattung und Brutalität kennzeichnen das heutige TV-Programm. Trotzdem bleiben wir gebannt davor sitzen und vergessen alles rund um uns. Die wenigsten Menschen wissen, wie diese Dinge in uns noch weiterarbeiten, auch dann, wenn wir nicht mehr vor dem Bildschirm sitzen.

Dieses Übungsprogramm ermöglicht eine bessere *innere* Kommunikation. Sie gibt uns die Kraft, die äußere Kommunikation *auszuwählen* und verhindert, daß wir uns wahllos berieseln lassen.

Übungsfolge:		
	1. Raumknöpfe	1 Minute halten
	2. Wayne Cook	je 1 Minute
	3. Denkmütze	10mal
	4. Eule	3mal
	5. Längen der Beinmuskeln	3mal

30. Gut schlafen

Es gibt nichts Besseres als einen guten, tiefen und erfrischenden Schlaf. Doch manchmal klappt das nicht so ganz. Ein Film oder ein persönliches Erlebnis verfolgen uns noch im Traum. Wir wälzen uns im Bett herum, weil wir den Körper mit spätem Essen belastet haben, Gedanken lassen sich nicht abschalten – und so wird die Nacht sehr lang. Kurz vor dem Aufstehen kommt der Schlaf, und dann war die Nacht zu kurz!

Damit das nicht passiert, nehmen wir uns vor dem Schlafengehen ein paar Minuten Zeit, unsere Akupunktur-Energien so anzuregen, daß einem erholsamen Schlaf nichts mehr im Wege steht. Diese Übungsfolge unterstützt unsere innere Uhr. Ist sie in der Balance, können wir nachts gut schlafen, und am Tag sind wir wirklich wach.

Übungsfolge:		
	1. Gleichgewichtsknöpfe	je 1 Minute halten
	2. Wayne Cook	je 1 Minute
	3. Gähnen	5mal
	4. Nackenrolle	10mal
	5. Bauchatmen A – im Liegen	21mal

Wir wünschen Dir eine gute Nacht!

4. Teil

Übersicht der Übungen in den Übungsfolgen

Nr.	Name der Übung	Bestandteil der Übungsfolge Nr.
	I. Energiebewegungen	
1.	Wasser	13, 16, 18, 23;
2.	Erdknöpfe	1, 2, 3, 4, 18, 20, 22;
3.	Raumknöpfe	1, 4, 14, 15, 18, 19, 22, 23, 29;
4.	Gleichgewichtsknöpfe	4, 5, 13, 14, 15, 17, 18, 20, 24, 25, 27, 30;
5.	Gehirnknöpfe	4, 6, 7, 8, 9, 11, 16, 18, 19, 23, 28;
6.	Denkmütze	4, 6, 12, 18, 19, 20, 21, 22, 29;
7.	Gähnen – Kiefergelenk entspannen	4, 9, 10, 18, 19, 26, 30;
	II. Innere Einstellung	
8.	Positive Punkte	5, 13, 17, 21, 23, 28;
9.	Wayne Cook	7, 12, 13, 16, 17, 19, 21, 24, 26, 27, 29, 30;
	III. Mittellinienbewegungen	
10.	Nackenrolle	1, 5, 8, 9, 11, 15, 16, 18, 20, 23, 25, 30;
11.	Sich überkreuz bewegen – Jazzgymnastik	9, 14;
12.	Spiegelbildliches Malen	11, 24;
13.	Liegende Achten für das Schreiben	10;
14.	Liegende Achten – Buchstaben-Integrat.	—
15.	Ohrenachten	2, 3, 5, 6, 7, 11, 12, 13, 15, 16, 18, 24, 25;
16.	Augenachten	1, 3, 7, 8, 9, 10, 15, 16, 17, 19, 21, 27;
17.	Schaukel A	21, 22, 23, 24;
18.	Schaukel B	17, 21, 22, 23;
19.	Schaukel C	14, 17, 25, 26;

20.	Bauchatmen A – im Liegen	13, 21, 25, 30;
21.	Bauchatmen B – im Stehen	20;
22.	Sich überkreuz bewegen – Radfahrstil	15, 17, 21, 22, 26, 28;
23.	Sich überkreuz aufrichten	5, 9, 13, 25;
24.	Kobra	6, 14, 24;
25.	Cross Crawl mit Augenkreisen	2, 3, 10, 16, 18, 19, 23, 27;
26.	Bahnung der Seitigkeiten	1, 5, 7, 12, 13, 14, 21, 26;
	IV. Längungsbewegungen	
27.	Längen des Psoas A	8, 9;
28.	Längen des Psoas B	8, 9;
29.	Eule	5, 6, 11, 12, 15, 18, 29;
30.	Längen der Armmuskeln	3, 10, 11, 16;
31.	Längen der Unterschenkelmuskeln	18;
32.	Längen der Waden	10, 11, 15, 16, 17;
33.	Längen der Beinmuskeln	8, 14, 19, 21, 24, 29;

Was kann ich tun für ...

... Symptom	Nr.	Übung	mindestens	Seite
Atmung	7	Gähnen – Kiefergelenk entspannen	2–3 mal	64
	10	Nackenrolle	jede Seite 15 mal	74
	11	Überkreuz bewegen /Jazzgymnastik	2–6 Minuten	81
	20	Bauchatmen A	21 mal	102
	21	Bauchatmen B	6 mal	104
	22	Überkreuz bewegen /Radfahrstil	50–100 mal	106
	23	Überkreuz aufrichten	5 mal und steigern	108
	25	Cross Crawl mit Augenkreisen	jede Richtung 5 mal	113
	26	Bahnung der Seitigkeiten	laut Angabe	116
	27	Längen des Psoas A	jede Seite 5 mal	124
	28	Längen des Psoas B	jede Seite 5 mal	127
	29	Eule	4–8 mal	130
	30	Längen der Armmuskeln	4–8 mal	133
	32	Längen der Waden	5–9 mal	138
	33	Längen der Beinmuskeln	5–10 mal	140
Abschreiben von der Tafel	2	Erdknöpfe	30 Sek. – 2 Min.	54
	3	Raumknöpfe	30 Sek. – 2 Min.	56
Akademische Fähigkeiten fördern	2	Erdknöpfe	30 Sek. – 2 Min.	54
	15	Ohrenachten	je 10 mal	90
	16	Augenachten	je 15 mal	92
Agieren können	8	Positive Punkte	1–3 Minuten	67
Augenenergie	10	Nackenrolle	jede Seite 15 mal	74
	15	Ohrenachten	je 10 mal	90
	16	Augenachten	je 15 mal	92
	23	Sich überkreuz aufrichten	je 5 mal u. steigern	108
	25	Cross Crawl mit Augenkreisen	jede Richtung 5 mal	113
	26	Bahnung der Seitigkeiten	laut Angabe	116
	29	Eule	4–8 mal	130
	32	Länge der Waden	5–9 mal	138
Bauchmuskeln stärken	18	Schaukel B	je 20 mal, 2 mal	98
	22	Überkreuz bewegen/Radfahrstil	50–100 mal	106
	23	Überkreuz aufrichten	5 mal u. steigern	108
Beckenatmung	23	Überkreuz aufrichten	je 5 mal u. steigern	108

... Symptom	Nr.	Übung	mindestens	Seite
Becken / Hinter-hauptreflex	17 19	Schaukel A Schaukel C	je 20 mal, 2 mal 10–20 mal	96 100
Beruhigung	8	Positive Punkte	1–3 Minuten	67
Bewegung – feinmotorisch	10 13 15 30 31	Nackenrolle Liegende Achten für Schreiben Ohrenachten Längen der Armmuskeln Längen der Unterschenkelmuskeln	jede Seite 15 mal jede Art 30 mal je 10mal 4–8 mal je 1–2 Minuten	74 85 90 133 135
Bewegung – motorisch	12 25 28	Spiegelbildliches Malen Cross Crawl mit Augenkreisen Längen des Psoas B	3–7 Minuten jede Richtung 5 mal jede Seite 5 mal	83 113 127
Bildschirmarbeit	1 10 16	Wasser Nackenrolle Augenachten	$1/4$ Liter jede Seite 15 mal je 15 mal	51 74 92
Denken können	1 5 10 17 18 19 24 29	Wasser Gehirnknöpfe Nackenrolle Schaukel A Schaukel B Schaukel C Kobra Eule	$1/4$ Liter 2–6 Minuten jede Seite 15 mal je 20 mal, 2 mal je 20 mal, 2 mal 10–20 mal 5–15 mal 4–8 mal	51 60 74 96 98 100 110 130
Dinge beginnen und auch beenden	27 28	Längen des Psoas A Längen des Psoas B	jede Seite 5 mal jede Seite 5 mal	124 127
Druck im Kopf	4	Gleichgewichtsknöpfe	je 30–60 Sekunden	58
Energie aktivieren	1	Wasser	$1/4$ Liter	51
Entspannung körperlich	27 28	Längen des Psoas A Längen des Psoas B	jede Seite 5 mal jede Seite 5 mal	124 127
Erfrischt sein	1	Wasser	$1/4$ Liter	51
Fernsehen	1 5 10 16	Wasser Gehirnknöpfe Nackenrolle Augenachten	$1/4$ Liter 2–6 Minuten jede Seite 15mal je 15mal	51 60 74 92

... Symptom	Nr.	Übung	mindestens	Seite
Frei sprechen	15	Ohrenachten	je 10 mal	90
können	26	Bahnung der Seitigkeiten	laut Angabe	116
	27	Längen des Psoas A	jede Seite 5 mal	124
	28	Längen des Psoas B	jede Seite 5 mal	127
	33	Längen der Beinmuskeln	5–10 mal	140
Geerdet sein	2	Erdknöpfe	30 Sek. – 2 Min.	54
Gehirn-	5	Gehirnknöpfe	2–6 Minuten	60
integration	9	Wayne Cook	je 1 Minute	71
	13	Liegende Achten für Schreiben	jede Art 30 mal	85
	23	Sich überkreuz aufrichten	5 mal u. steigern	108
	25	Cross Crawl mit Augenkreisen	jede Richtung 5 mal	113
	26	Bahnung der Seitigkeiten	laut Angabe	116
Gleichgewicht	4	Gleichgewichtsknöpfe	je 30–60 Sekunden	58
	33	Längen der Beinmuskeln	5–10 mal	140
Gruppenübung	10	Nackenrolle	jede Seite 15 mal	74
	11	Überkreuz bewegen / Jazzgymn.	2–6 Minuten	81
	25	Cross Crawl mit Augenkreisen	jede Richtung 5 mal	113
	29	Eule	4–8 mal	130
	30	Längen der Armmuskeln	4–8 mal	133
Hand / Augen-	5	Gehirnknöpfe	2–6 Minuten	60
Koordination	12	Spiegelbildliches Malen	3–7 Minuten	83
	13	Liegende Achten für Schreiben	jede Art 30 mal	85
	18	Schaukel B	je 20 mal, 2 mal	98
	24	Kobra	5–15 mal	110
	29	Eule	4–8 mal	130
Hinhören	6	Denkmütze	5–15 mal	62
können	15	Ohrenachten	je 10 mal	90
Immunsystem	18	Schaukel B	je 20 mal, 2 mal	98
	26	Bahnung der Seitigkeiten	laut Angabe	116
Kiefergelenk	7	Gähnen – Kiefergelenk entspannen	2–3 mal	64
Konzentration	1	Wasser	1/4 Liter	51
	3	Raumknöpfe	30 Sek. – 2 Min.	56
	4	Gleichgewichtsknöpfe	je 30–60 Sekunden	58
	6	Denkmütze	5–15 mal	62
	13	Liegende Achten für Schreiben	jede Art 30 mal	85
	17	Schaukel A	je 20 mal, 2 mal	96

... Symptom	Nr.	Übung	mindestens	Seite
	18	Schaukel B	je 20 mal, 2 mal	98
	19	Schaukel C	10–20 mal	100
	20	Bauchatmen A – im Liegen	21 mal	102
	21	Bauchatmen B – im Stehen	6 mal	104
	22	Überkreuz bewegen / Radfahrstil	50–100 mal	106
	26	Bahnung der Seitigkeiten	laut Angabe	116
	29	Eule	4–8 mal	130
	31	Längen der Unterschenkelmuskeln	je 1–2 Minuten	135
Koordination der Augen, Ohren, Gehirn- und Körperhälften	11	Überkreuz bewegen / Jazzgymn.	2–6 Minuten	81
	25	Cross Crawl mit Augenkreisen	jede Richtung 5 mal	113
	26	Bahnung der Seitigkeiten	laut Angabe	116
Langes Sitzen	10	Nackenrolle	jede Seite 15 mal	74
	29	Eule	4–8 mal	130
	33	Längen der Beinmuskeln	5–10 mal	140
Laufen	17	Schaukel A	je 20 mal, 2 mal	96
Legasthenie	26	Bahnung der Seitigkeiten	laut Angabe	116
Lesen	5	Gehirnknöpfe	2–6 Minuten	60
	16	Augenachten	je 15 mal	92
	26	Bahnung der Seitigkeiten	laut Angabe	116
	27	Längen des Psoas A	jede Seite 5 mal	124
	28	Längen des Psoas B	jede Seite 5 mal	127
– Vorlesen	15	Ohrenachten	je 10 mal	90
Meridian-aktivieren – generell	2	Erdknöpfe	30 Sek. – 2 Min.	54
	3	Raumknöpfe	30 Sek. – 2 Min.	56
	19	Schaukel C	10–20 mal	100
	23	Sich überkreuz aufrichten	5 mal u. steigern	108
– Gouverneursm.	3	Raumknöpfe	30 Sek. – 2 Min.	56
– Lungenmeridian	29	Eule	4–8 mal	130
– Nierenmeridian	27	Längen des Psoas A	jede Seite 5 mal	124
	28	Längen des Psoas B	jede Seite 5 mal	127
– Zentralmeridian	2	Erdknöpfe	30 Sek. – 2 Min.	54
Merkfähigkeit steigern	9	Wayne Cook	je 1 Minute	71
	17	Schaukel A	je 20 mal, 2 mal	96
	18	Schaukel B	je 20 mal, 2 mal	98
	19	Schaukel C	10–20 mal	100
	26	Bahnung der Seitigkeiten	laut Angabe	116
	29	Eule	4–8 mal	130

... Symptom	Nr.	Übung	mindestens	Seite
Migräne	4	Gleichgewichtsknöpfe	je 30–60 Sekunden	58
Mittellinie streßfrei überqueren	5	Gehirnknöpfe	2–6 Minuten	60
	15	Ohrenachten	je 10 mal	90
	16	Augenachten	je 15 mal	92
	26	Bahnung der Seitigkeiten	laut Angabe	116
	27	Längen des Psoas A	jede Seite 5 mal	124
	28	Längen des Psoas B	jede Seite 5 mal	127
Mut haben	27	Längen des Psoas A	jede Seite 5 mal	124
	28	Längen des Psoas B	jede Seite 5 mal	127
Müdigkeit und Trägheit	11	Überkreuz bewegen / Jazzgymn.	2–6 Minuten	81
	22	Überkreuz bewegen / Radfahrstil	50–100 mal	106
Ohrenenergie	15	Ohrenachten	je 10 mal	90
	22	Überkreuz aufrichten /Radfahrstil	50–100 mal	106
	23	Sich überkreuz aufrichten	5 mal u. steigern	108
	25	Cross Crawl mit Augenkreisen	jede Richtung 5 mal	113
	26	Bahnung der Seitigkeiten	laut Angabe	116
	29	Eule	4–8 mal	130
	30	Längen der Armmuskeln	4–8 mal	133
	32	Längen der Waden	5–9 mal	138
	33	Längen der Beinmuskeln	5–10 mal	140
Orientierung – räumlich	25	Cross Crawl mit Augenkreisen	jede Richtung 5 mal	113
	27	Längen des Psoas A	jede Seite 5 mal	124
	28	Längen des Psoas B	jede Seite 5 mal	127
Rechnen	15	Ohrenachten	je 10 mal	90
	26	Bahnung der Seitigkeiten	laut Angabe	116
	27	Längen des Psoas A	jede Seite 5 mal	124
	29	Eule	4–8 mal	130
Rückenmarks- flüssigkeit aktivieren	3	Raumknöpfe	30 Sek. – 2 Min.	56
	9	Wayne Cook	je 1 Minute	71
	17	Schaukel A	je 20 mal, 2 mal	96
	22	Überkreuz bewegen / Radfahrstil	50–100 mal	106
	23	Sich überkreuz aufrichten	5 mal und steigern	108
	24	Kobra	5–15 mal	110
	26	Bahnung der Seitigkeiten	laut Angabe	116
	29	Eule	4–8 mal	130
	31	Längen der Unterschenkelmuskeln	je 1–2 Minuten	135

... Symptom	Nr.	Übung	mindestens	Seite
Sauerstoff- verarbeitung	20 21	Bauchatmen A – im Liegen Bauchatmen B – im Stehen	21 mal 6 mal	102 104
Schädelatmung	3 7 19	Raumknöpfe Gähnen – Kiefergelenk entspannen Schaukel C	30 Sek. – 2 Min. 2–3 mal 10–20 mal	56 64 100
Schreiben	13 14 16 24 30	Liegende Achten für Schreiben Liegende Achten für Buchstaben Augenachten Kobra Längen der Armmuskeln	jede Art 30 mal individuell je 15 mal 5–15 mal 4–8 mal	85 88 92 110 133
Schultergürtel entspannen	10 15 16 29 30	Nackenrolle Ohrenachten Augenachten Eule Längen der Armmuskeln	jede Seite 15 mal je 10 mal je 15 mal 4–8 mal 4–8 mal	74 90 92 130 133
Sehen – nach unten	2 16	Erdknöpfe Augenachten	30 Sek. – 2 Min. je 15 mal	54 92
Sehen – nach oben	3 16	Raumknöpfe Augenachten	30 Sek. – 2 Min. je 15 mal	56 92
Sehen – rechts / links	5 16	Gehirnknöpfe Augenachten	2–6 Minuten je 15 mal	60 92
Sehnenstärkung	24	Kobra	5–10 mal	110
Sport	17 31 32 33	Schaukel A Längen der Unterschenkelmuskeln Längen der Waden Längen der Beinmuskeln	20 mal, 2 mal je 1–2 Minuten 5–9 mal 5–10 mal	96 135 138 140
Streßabbau – emotional	8 26	Positive Punkte Bahnung der Seitigkeiten	1–3 Minuten laut Angabe	67 116
Überfokussierung	15	Ohrenachten	je 10 mal	90
Übermotorik	9 11 22	Wayne Cook Überkreuz bewegen / Jazzgymn. Überkreuz bewegen / Radfahrstil	je 1 Minute 2–6 Minuten 50–100 mal	71 81 106
Wahrnehmung – allgemein	7 9 22	Gähnen – Kiefergelenk entspannen Wayne Cook Überkreuz bewegen / Radfahrstil	2–3 mal je 1 Minute 50–100 mal	64 71 106

... Symptom	Nr.	Übung	mindestens	Seite
– räumlich	26	Bahnung der Seitigkeiten	laut Angabe	116
	27	Längen des Psoas A	jede Seite 5 mal	124
	28	Längen des Psoas B	jede Seite 5 mal	127
Wetterfühligkeit	4	Gleichgewichtsknöpfe	je 30–60 Sekunden	58
Wirbelsäule	19	Schaukel C	10–20 mal	100
	23	Sich überkreuz aufrichten	5 mal und steigern	108
	28	Längen des Psoas B	jede Seite 5 mal	127
Zellkommunikation	1	Wasser	$1/4$ Liter	51
Zentrierung	8	Positive Punkte	1–3 Minuten	67
	9	Wayne Cook	je 1 Minute	71
	27	Längen des Psoas A	jede Seite 5 mal	124
	28	Längen des Psoas B	jede Seite 5 mal	127

Wie stelle ich mir eine eigene Übungsfolge zusammen?

Wenn wir morgens aufwachen, ist der Körper für die Aktivitäten des Tages nicht gebahnt. Fragen wir den Körper über den Muskeltest, ob er Übungen machen will, wird er meistens mit „nein" antworten. Das Ziel der Übungen ist es ja, die Energie des Körpers zu aktivieren. Wenn dieser aber schon beim *Gedanken* an eine Bewegung abschaltet, müssen wir ihn zunächst etwas *überreden.*

Diese Tatsache muß bei der Zusammenstellung einer Übungsfolge berücksichtigt werden!

Wenn Du Dir selbst ein Bewegungsprogramm zusammenstellst, mußt Du mindestens *eine* energetische Zentrierung (z. B. die Gehirnknöpfe) *und* eine innere Einstellung (z. B. Wayne Cook) zum Einschalten wählen. (Wenn Du mehrere energetische Zentrierungen vornimmst, kannst Du die innere Einstellung weglassen.)

Erst dann sollst Du die Mittellinien- und Längungsbewegungen turnen.

So stellst Du sicher, daß Dein Körper für Bewegung eingeschaltet ist und die Übungen auch wirken können.

Auf Seite 194 findest Du Deinen persönlichen Übungsbogen. Hier kannst Du eintragen, welche Übungen Du mindestens 21 Tage turnst, bevor Du ein neues Programm wählst.

Der Umgang mit dem Übungsbogen

1. Du trägst in der ersten Spalte das Datum des Übungsbeginns ein.
2. Bei jeder Übung, die Du machen willst, schreibst Du Deine persönliche Anzahl der Wiederholungen dazu. Generell sollst Du die vorgegebene Mindestanzahl nicht unterschreiten. Trotzdem kannst Du natürlich auf Deine eigene Kondition folgendermaßen Rücksicht nehmen: Immer wenn Dir die Luft ausgeht, machst Du eine kleine Pause, um dann wieder fortzusetzen. In manchen Fällen kann die Anzahl der Übungen für Dich ein Lernziel sein, auf das Du hinarbeiten kannst.
3. Setze Dir einen Zeitrahmen von nur 10 (!) Minuten. Anfangs sollte Dein Übungsprogramm nicht länger dauern. Wie ich bereits an einer anderen Stelle erwähnte, ist das regelmäßige, tägliche Üben unerläßlich, wenn sich wirklich etwas verändern soll. *Kleine Schritte fördern die Beharrlichkeit im Großen!* Manche Menschen neigen dazu, durch gute Motivation über das Ziel hinauszuschießen. Sie turnen ein langes Programm. Doch an den Tagen, wo es ihnen schlecht geht oder sie Unvorhergesehenes erledigen müssen, üben sie überhaupt nicht, weil sie die Zeit dafür einfach nicht aufbringen können. Gerade in dieser Zeit würden sie die Übungen aber am dringendsten brauchen.

    Aus diesem Grund setze Dir weise *den* Rahmen, den Du auch an schlechten Tagen aufrecht halten kannst. Das fördert Deinen Mut und das Vertrauen in die eigene Kraft und Organisation.
4. Dein ausgesuchtes und in den Zeitrahmen passendes Programm turnst Du nun 2mal täglich, mindestens 21 Tage lang. Bei Bedarf kannst Du danach neue Übungen für Dich finden,

und wenn Du meinst, Du kannst sie einhalten, auch die Übungszeit verlängern.

Wenn Du in dieser Form regelmäßig mit den Übungen umgehst, wirst Du staunen, was Du dadurch alles in Bewegung bringst.
„Nur wer strebend sich bemüht, den können wir erlösen."
Nur wer sich wirklich Mühe gibt und täglich tut, der kann Selbstheilung leben. Selbstheilung kann nur gelebt werden, wenn Selbstverantwortung da ist.

Die Übungen für meine persönliche Übungsfolge

Nr.	Übung	Datum des Übungsbeginns eintragen			
	I. Energetische Zentrierung				
1.	Wasser				
2.	Erdknöpfe				
3.	Raumknöpfe				
4.	Gleichgewichtsknöpfe				
5.	Gehirnknöpfe				
6.	Denkmütze				
7.	Gähnen – Kiefergelenk entspannen				
	II. Innere Einstellung				
8.	Positive Punkte				
9.	Wayne Cook				
	III. Mittellinienbewegungen				
10.	Nackenrolle				
11.	Sich überkeuz bewegen / Jazzgymn.				
12.	Spiegelbildliches Malen				
13.	Liegende Achten für das Schreiben				
14.	Liegende Achten – Buchstaben-Integrat.				
15.	Ohrenachten				
16.	Augenachten				
17.	Schaukel A				
18.	Schaukel B				
19.	Schaukel C				
20.	Bauchatmen A – im Liegen				
21.	Bauchatmen B – im Stehen				
22.	Sich überkreuz bewegen / Radfahrstil				

Nr.	Übung	Datum des Übungsbeginns eintragen			
23.	Sich überkreuz aufrichten				
24.	Kobra				
25.	Cross Crawl mit Augenkreisen				
26.	Bahnung der Seitigkeiten				
	IV. Längungsbewegungen				
27.	Längen des Psoas A				
28.	Längen des Psoas B				
29.	Eule				
30.	Längen der Armmuskeln				
31.	Längen der Unterschenkelmuskeln				
32.	Längen der Waden				
33.	Längen der Beinmuskeln				

Überleben – Leben – Erleben

Mit Edu-K – Übungen verbessern wir den Ausdruck im Lernen, Denken und Wahrnehmen. Die Balance für Aktivitäten im täglichen Leben (Arbeit, Freizeit, Schule und Studium) baut Streß und Überenergie ab. Durch regelmäßiges Üben bringt uns Edu-K *vom Überleben zum Leben*. Haben wir es eines Tages geschafft, unseren Alltag leicht und locker zu bewältigen, kommt die nächste Stufe, nämlich *vom Leben zum Erleben*. Und dabei hilft uns **EM-K!**

 Eternal **M**ovement – **K**inesiologie zur Selbstheilung

Das Studium vieler verschiedener Lehrtraditionen, die sich mit dem „Heil des Menschen" in seiner Ganzheit beschäftigen, brachte zwei wichtige Erkenntnisse:
1. Die Kinesiologie ist *ein* Aspekt des Ganzen.
2. Kinesiologie ist ein Element *jeder* Lehre.

Ausgehend davon, daß es nur *eine* Form der Heilung gibt, nämlich die *Selbstheilung*, wurde die Eternal-Movement-Kinesiologie zur Selbstheilung (EM-K) von Kim da Silva und Do-Ri Rydl entwickelt.

engl.: *eternal* = immerwährend, aus sich selbst erneuernd,
 movement = Bewegung

Erklärung: Die Meridiane im Körper stellen einen endlosen Energiekreislauf (=*movement*) dar. Die Energie fließt immerwährend (=*eternal*) durch den Körper. Doch auch sie muß sich regenerieren und verteilen. Und hier müssen wir den Körper unterstützen!

EM-K ist nicht *die* wunderbarste Balancemethode überhaupt, die es am kinesiologischen Himmel je gab. EM-K bringt uns vielmehr die Klarheit, die bereits bekannten kinesiologischen Balancemethoden in der richtigen Form anzuwenden.

EM-K gibt uns die Struktur, unsere kinesiologische Arbeit zu koordinieren und mit anderen Bereichen zu vereinigen. Dadurch haben wir einen Überblick im heutigen Dschungel der Methoden zur Gesundung und wissen, was wir *selbst* zur Förderung unserer Balance tun können.

Darüberhinaus können wir andere anleiten, sich selbst zu helfen.

Viele Menschen haben fleißig gelernt und viel studiert. Doch sie haben oft das Problem, daß sie nicht wissen, wann sie was anwenden sollen. Auf diese Fragen finden wir bei EM-K die Antwort. Sie bringt uns auch einen schnelleren Zugang zu dem, was wir bereits gelernt haben und *wann* wir etwas wirklich nutzbringend einsetzen können.

Mit EM-K finden wir unsere eigene Struktur, die uns von der *falschen Offenheit zum klaren Erkennen* führt. Dieses klare Erkennen können wir auch als Allergiefreiheit bezeichnen. Wir lernen uns selbst besser zu verstehen und eine Beziehung zu uns aufzubauen.

Wir leben, um zu lernen. Wer nicht lernen kann, kann nicht gut leben! Mit EM-K können wir unser gesammeltes Wissen aus vielen Gebieten in eine Struktur fassen. Viele Aspekte ergeben plötzlich ein großes Bild, und wir erkennen unsere eigentliche Lebensaufgabe.

Wie kann ich Kinesiologie lernen?

Kinesiologie ist eine Technik, die funktioniert, auch wenn wir nicht daran glauben. Jeder kann sie lernen. Mit unseren Kursen bieten wir ein umfassendes Ausbildungssystem in zwei Stufen an.

1. **Kinesiologie, um sich selbst besser zu verstehen:**
   Du lernst viel über Dich selbst und wie *Du Dir selber* helfen kannst. Durch das regelmäßige Tun werden Unausgewogenheiten in den verschiedenen Lebensbereichen balanciert, der Horizont erweitert sich, und Du wirst der Produzent Deines eigenen Lebens.
2. **Kinesiologie als Ausbildung zum geprüften Edu-K-Instructor:**
   Du wirst fähig, das Wissen im Beruf und bei anderen anzuwenden. Doch eines sollte Dir von Anfang an klar sein: in dem Ausmaß, wie Du die Kinesiologie an Dir selbst anwendest, wirst Du Erfolg bei anderen haben. Diese Wissenschaft theoretisch abzuhandeln, ist vergleichbar mit einem Apfel, den Du zwar betrachtest, doch Du weißt nicht, wie er schmeckt, denn Du hast ihn noch nicht gekostet.

Die Autoren

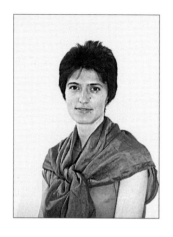

Do-Ri Rydl, geb. 1958, von Beruf Drogistin, eröffnete 1982 das Vitaform Reformhaus. Sie war davon überzeugt, daß jeder Mensch all seine Probleme mit „gesunder Ernährung wegessen" kann. Doch die Praxis lehrte sie, daß die Ernährung zwar ein wesentlicher Teil in der Gesunderhaltung des Körpers ist, aber sicher nicht alles. Kurz nach dieser Erkenntnis lernte Do-Ri die Wirkung der Kinesiologie an sich selbst kennen.

Auf dem Ausbildungslehrgang zum Touch for Health Instructor traf sie 1985 Kim da Silva. Er zeigte Do-Ri, daß hinter der Kinesiologie wesentlich mehr verborgen ist, als einen „schwachen Muskel stark zu machen". Seit dieser Zeit arbeitet, lernt und lehrt sie mit Kim.

Do-Ri leitet seit 1988 das Kinesiologie-Zentrum in Mödling. Ihre Spezialität ist es, praxisbezogene Vorträge und Workshops zu halten. Selbst zu später Stunde hält sie ihr Publikum wach und interessiert beim Thema. In den Kursen vermittelt Do-Ri nicht nur die Technik der Kinesiologie, sondern auch ihre persönlichen Erfahrungen damit. Sie schafft es immer wieder, daß Menschen die Verantwortung für die eigene Gesundheit übernehmen, indem sie Gelerntes auch im täglichen Leben anwenden können.

Dr. Paul Dennison übergab Do-Ri 1988 die Leitung der Edu-K-Teacher-Ausbildung für Österreich. Seither bilden Kim und Do-Ri gemeinsam Edu-K-Teacher aus. Der Qualitätsstandard wird dabei durch eine angeschlossene Prüfung kontrolliert. Dieses System hat sich in der Praxis hervorragend bewährt.

1989 gründete Do-Ri die Gesellschaft für Kinesiologie. Sinn und Zweck des Vereins ist es, für die Verbreitung der Kinesiologie zu sorgen. Mitglieder der Gesellschaft haben die Möglichkeit, im Kinesiologie-Zentrum zu assistieren und somit selbst Praxis zu bekommen. Do-Ri sieht ihre Aufgabe auch darin, Kim in seiner Arbeit zu unterstützen. Er forscht und entdeckt, sie organisiert, erstellt die Unterlagen und sorgt dafür, daß Kims Klarheit und seine Ergebnisse unter die Menschen kommen.

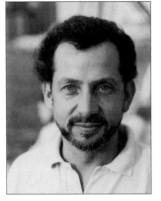**Kim da Silva** lebt in Berlin und arbeitet als Kinesiologe. Er studierte Chemie, Physik, Botanik, Mikrobiologie und Lebensmittelchemie. Nach fünf Jahren Tätigkeit als Assistent an der Freien Universität Berlin und sechsjähriger Forschungsarbeit in der Chemischen Industrie arbeitet Kim viele Jahre in einem pharmazeutischen Weltkonzern.

Bereits in Jugendjahren reiste Kim sehr viel und erlebte eines Tages in Asien eine für ihn völlig neue Kultur und Philosophie. Anfang der 70er Jahre studierte er ein Jahr an den Universitäten von Benares und Madras. Dort wurde Kim mit der indischen Philosophie, den Yogawissenschaften und Heilmethoden vertraut. Weitere Aufenthalte vertieften die Erkenntnisse. Nach einer mehrjährigen Ausbildung in Shiatsu verbrachte Kim einige Monate mit Studien in Asien.

Ebenfalls in den 70er Jahren lernte Kim den Muskeltest als Diagnosehilfe in der Kinesiologie kennen. Er war einer der ersten, der bei Dr. Paul Dennison eine Ausbildung in Edu-Kinesthetik erhielt. Kim setzte das Wissen aus diesen Kursen immer sofort in die Praxis um und entwickelte dadurch ein Verstehen zu den Edu-K-Übungen wie kein Zweiter. Kim ist seit langer Zeit *Faculty Member bei der Edu-K Foundation* in USA. Kim studierte darüberhinaus Angewandte Kinesiologie und wichtige andere kinesiologische Bereiche.

Seit 1988 ist Kim Lehrer für Healing Tao nach Mantak Chia.

Seit 1989 verwendet Kim seine eigenen kinesiologischen Verfahren - **Das Goldene Tor.** Es stellt eine Verbindung zwischen der taoistischen Medizin, Philosophie, Meditation, den Yogawissenschaften und der Kinesiologie her. Zusammen mit Do-Ri Rydl entwickelte Kim 1991 **E**ternal **M**ovement **K**inesiologie zur Selbstheilung. EM-K fördert das Verstehen um die Selbstheilung durch die Arbeit mit sich selbst. Dr. Paul Dennsions grundlegende Gedanken und dabei besonders der Bewegungsaspekt werden hier in Form einer europäischen Kinesiologie wesentlich weitergeführt.

Kim da Silva hält Seminare im gesamten deutschen Sprachraum, macht Beratungen bei Firmen und widmet einen großen Teil seiner Zeit der kinesiologischen Forschung und Ausbildung von neuen Lehrern.

Literaturempfehlung

Ballinger, Lerngymnastik 1. Neuer Breitschopf Verlag, Wien, 1992.
Ballinger, Lerngymnastik 2. Neuer Breitschopf Verlag, Wien, 1994.
Ballinger, Alex mit den rosa Ohren. Neuer Breitschopf Verlag, Wien, 1993.
Tumpold, MC Übungen mit Musik für mehr Erfolg in der Schule. Neuer Breitschopf Verlag, Wien, 1994.
MC Lerngymnastik. Neuer Breitschopf Verlag, Wien, 1992.
Video, Du kannst mehr. Neuer Breitschopf Verlag, Wien, 1993.
Dennison, Befreite Bahnen. 7. Auflage, Verlag für Angewandte Kinesiologie, Freiburg.
Dennison Paul u. Gail, EK für Kinder. Das Handbuch der EDU-Kinestetik für Eltern, Lehrer und Kinder jeden Alters. 6. Auflage, Verlag für Angewandte Kinesiologie, Freiburg.
Dennison Paul u. Gail, Lehrerhandbuch Brain-Gym. 2. Auflage, Verlag für Angewandte Kinesiologie, Freiburg.
Heininger, Trink Wasser. Ennsthaler 1993.
Kim da Silva, Richtig essen zur richtigen Zeit. Knaur Verlag 76020.
Kim da Silva, Gesundheit in unseren Händen. Knaur Verlag 76019.
Kim da Silva & Do-Ri Rydl , Kinesiologie, die Bewegungsabläufe in unserem Körper. Knaur Verlag 76021.

Beratung erhalten Sie bei den Kinesiologen.

Die Autoren erreichen Sie:

Kim da Silva, Kinesiologie & Healing Tao, Türkenstraße 15, D-13349 Berlin, Tel.: 030/451 13 55, Fax: 030/452 42 40

Do-Ri Rydl, Kinesiologie-Zentrum, Hauptstraße 46, A-2340 Mödling, Tel.: 02236/48 326, Tel. und Fax: 02236/23 846